Ich bin gern mit mir zusammen

Eva-Maria Bauer

Ich bin gern mit mir zusammen

Für Menschen, die eine gute Beziehung mit sich wünschen

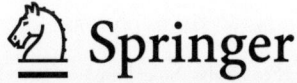

Eva-Maria Bauer
Büro Lösungsraum
Ludwigsburg bei Stuttgart, Deutschland

ISBN 978-3-662-70938-2   ISBN 978-3-662-70939-9 (eBook)
https://doi.org/10.1007/978-3-662-70939-9

Die Deutsche Nationalbibliothek verzeichnet diese Publikation in der Deutschen Nationalbibliografie; detaillierte bibliografische Daten sind im Internet über https://portal.dnb.de abrufbar.

© Der/die Herausgeber bzw. der/die Autor(en), exklusiv lizenziert an Springer-Verlag GmbH, DE, ein Teil von Springer Nature 2025

Das Werk einschließlich aller seiner Teile ist urheberrechtlich geschützt. Jede Verwertung, die nicht ausdrücklich vom Urheberrechtsgesetz zugelassen ist, bedarf der vorherigen Zustimmung des Verlags. Das gilt insbesondere für Vervielfältigungen, Bearbeitungen, Übersetzungen, Mikroverfilmungen und die Einspeicherung und Verarbeitung in elektronischen Systemen.

Die Wiedergabe von allgemein beschreibenden Bezeichnungen, Marken, Unternehmensnamen etc. in diesem Werk bedeutet nicht, dass diese frei durch jede Person benutzt werden dürfen. Die Berechtigung zur Benutzung unterliegt, auch ohne gesonderten Hinweis hierzu, den Regeln des Markenrechts. Die Rechte des/der jeweiligen Zeicheninhaber*in sind zu beachten.

Der Verlag, die Autor*innen und die Herausgeber*innen gehen davon aus, dass die Angaben und Informationen in diesem Werk zum Zeitpunkt der Veröffentlichung vollständig und korrekt sind. Weder der Verlag noch die Autor*innen oder die Herausgeber*innen übernehmen, ausdrücklich oder implizit, Gewähr für den Inhalt des Werkes, etwaige Fehler oder Äußerungen. Der Verlag bleibt im Hinblick auf geografische Zuordnungen und Gebietsbezeichnungen in veröffentlichten Karten und Institutionsadressen neutral.

 - Fotonachweis Umschlag: © young-caucasian-woman-isolated-on-white-background-hugs-smiling-carefree-and-happy / stock.adobe.com

Planung/Lektorat: Monika Radecki
Springer ist ein Imprint der eingetragenen Gesellschaft Springer-Verlag GmbH, DE und ist ein Teil von Springer Nature.
Die Anschrift der Gesellschaft ist: Heidelberger Platz 3, 14197 Berlin, Germany

Wenn Sie dieses Produkt entsorgen, geben Sie das Papier bitte zum Recycling.

Vorwort

In meinem beruflichen Alltag gibt es zahlreiche wunderbare Begegnungen und erkenntnisreiche Momente im Kontakt mit den vielen Menschen, mit denen ich arbeite. Dabei gleicht bei der Vielfalt meiner Tätigkeiten mit Gruppen von Lernenden, in meinen Mediationen und mit Coaching-Klientinnen und -Klienten kein Tag dem anderen. Die persönliche Arbeit mit Menschen, noch dazu mit solchen in besonderen Lebenssituationen, birgt immer wieder Überraschungen und läuft nie als gleichbleibender Standard oder unter Routine ab. Ich danke an dieser Stelle all meinen Klienten und Klientinnen für das Einlassen auf meine Begleitung und die vielfältigen Impulse, die ich von ihnen geschenkt bekommen habe. Eine zentrale Erkenntnis aus der Begegnung mit all den vielfältigen Menschen bezieht sich auf eine Gemeinsamkeit, die uns verbindet: Wir alle haben eine tiefe Sehnsucht nach Zufriedenheit mit uns selbst und Selbstwirksamkeit in unserem Leben. Ich empfinde es als zutiefst erfüllend und beglückend, Menschen auf diesem Weg ein Stück zu begleiten und ihnen hilfreiche Entwicklungen in Bezug auf ihre Selbstwahrnehmung zu ermöglichen.

Idee zu diesem Buch
Vor diesem Hintergrund war schon länger die Idee in meinem Kopf – und noch viel mehr in meinem Herzen – gereift, dass ich gerne noch mehr Menschen mit meinen zuversichtlichen und stärkenden Botschaften in Bezug auf den eigenen Selbstwert und die Selbstannahme erreichen möchte. Viele der Menschen, mit denen ich in Coaching, Mediation oder Seminaren arbeite, fühlen sich durch Selbstzweifel und Hadern mit dem eigenen Weg geschwächt. Natürlich ist meine „Stichprobe" hier etwas verzerrt, da zu mir vor allem diejenigen den Weg finden, die mit Ressourcentiefs, Konflikten und

Unzufriedenheit kämpfen und sich für Veränderungen im eigenen Leben einsetzen wollen. Und dann erlebe ich in den Gesprächen mit meinen Klienten und Klientinnen oder auch in Seminargruppen immer wieder magische Momente, in denen wir spüren, dass gerade etwas Zauberhaftes passiert: dass bei der Kontaktaufnahme mit den eigenen Gedanken und Ressourcen neue Erkenntnisse heranreifen, die einen Unterschied im Leben der Menschen machen. Dass z. B. beim Erkunden der eigenen Stärken und Schätze wirklich der eigene Wert spürbar wird. Oder dass ich als erwachsener Mensch die aus früherer Zeit stammenden Selbstzweifel aktiv überwinden und mir selbst mit Wertschätzung begegnen kann. Dann leuchten die Augen oder laufen die Tränen. Und beides ist willkommen, denn der Ausdruck unserer Gefühle ist kein Makel oder Zeichen von Schwäche, sondern ein Zeichen dafür, dass gerade Wichtiges geschieht. Denn unsere Gefühle sind die Grundlage für Empathie und Verständigung mit uns selbst und untereinander.

Mein Anliegen
So kam die Idee zu diesem Ratgeber auf, und ich hatte auch den Titel „Ich bin gern mit mir zusammen" bereits im Kopf. Auf dieses Thema hatte ich Lust. Damit wollte ich mich sehr gerne tiefer gehend beschäftigen. Ich möchte hier meine Gedanken zur Selbststärkung mit meinen Lesern und Leserinnen teilen und zudem zahlreiche Übungen zur Auseinandersetzung mit den eigenen Gefühlen und Anregungen zur Selbstreflexion zur Verfügung stellen. So möchte ich über meine tägliche Arbeit mit meinen Klientinnen und Klienten hinaus noch mehr Menschen darin bestärken, sich mit sich selbst besser anzufreunden und sich täglich eine liebevolle und freundliche Begleitung im eigenen Leben zu sein. Dabei sind meine Impulse wie ein reichhaltiges Buffet gedacht. Jede und jeder von uns hat einen ganz eigenen Geschmack und wird sich das, was stärkt und guttut, selbst zusammenstellen. Dabei kann es zu viel sein, von allem zu probieren. Eine gezielte individuelle Auswahl führt hier oft zu größerem Genuss und Gewinn. Und manchmal entdeckt man dabei etwas, das man bisher noch nie probiert hatte, als besonders interessant und passend. Hier darf bei der Auseinandersetzung mit meinem Angebot also Neugier und Experimentierfreude entstehen!

Wirksame Selbsthypnose
Ich möchte in diesem Ratgeber die Lesenden bei ihrer Selbstreflexion und der Kontaktaufnahme mit sich so gut wie möglich unterstützen. Da die Lesenden mir nicht direkt begegnen, ist es wichtig, dass sie sich selbst über den gelesenen Text möglichst gut begleiten und führen. Denn wir besitzen alle die

Fähigkeit zur hilfreichen Selbsthypnose. Hypnose bedeutet hier nicht, in einer Art Trance zu versinken und geistig abwesend zu sein. Der Zustand steht im Gegenteil für ein Sich-Einlassen und Eintauchen in die eigene Gefühls- und Gedankenwelt. Selbsthypnose funktioniert auf verschiedene Arten, nämlich indem ich mir selbst Instruktionen gebe oder mir diese von jemand anderem geben lasse. Bei beiden Zugängen muss ich selbst es zulassen, dass die angebotenen Denkanstöße in mir lebendig und damit wirksam werden. Indem die Lesenden ihre Aufmerksamkeit nach innen lenken und sich aktiv dafür engagieren, die selbst gestellten Aufgaben auszuführen, verstärken sie also deren Wirksamkeit und damit die Nützlichkeit dieses Ratgebers für ihre eigene Weiterentwicklung.

Direkte Ansprache der Lesenden
Ich möchte den Lesenden so eine emotionale Zuwendung zu sich selbst und die positive Beeinflussung der eigenen Gedanken, Gefühle und des Wohlbefindens ermöglichen. Um dies zu erreichen, verwende ich häufig die Ich-Perspektive, sodass meine Anregungen auf das eigene Erleben übertragen und möglichst unmittelbar umgesetzt werden können. Ich möchte also eine direkte Kontaktaufnahme der Lesenden mit sich selbst erzeugen. Hierfür ist es gut, beim Lesen möglichst in einen entspannten Kontakt zu sich selbst zu gehen. Alles kann, nichts muss. Eine innere Haltung der Neugier an sich selbst und des Geschehenlassens ist hier am hilfreichsten. So kann von den Lesenden die eigene Vorstellungskraft am besten aktiviert werden und es werden wirksame innere Bilder entstehen.

Ich bitte meine Lesenden hier um Erlaubnis, in den angebotenen Übungen die z. B. in Gedankenreisen übliche Du-Ansprache nutzen zu dürfen. Das förmliche Sie erscheint mir beim Herstellen einer möglichst ungezwungenen Atmosphäre in diesem Kontakt eher hinderlich. Mit der Du-Ansprache möchte ich Nähe erzeugen und alle, die dies wünschen, bei ihrer Reise mit sich selbst immer wieder ein Stück weit an die Hand nehmen. So können die Lesenden mir immer wieder zurück in hilfreiche Perspektiven auf sich selbst und stärkende Gedanken folgen.

Mein herzlicher Dank
Zuallererst möchte ich allen Menschen danken, mit denen ich schon an deren Zufriedenheit und dem Guten im eigenen Leben arbeiten durfte. Ich lerne dabei täglich dazu und bin dankbar dafür, miterleben zu dürfen, welche großen Ressourcen in jeder und jedem von uns stecken und wie wertvoll der wohlwollende Blick jedes einzelnen Menschen auf das eigene Wirken ist.

Ich danke allen, die das Manuskript zu diesem Buch mit aufmerksamem und kritischem Blick gelesen und mir wertvolle Ideen zur Verbesserung mit auf den Weg gegeben haben. Insbesondere möchte ich hier Carlotta Kalbhenn nennen, die das Manuskript nicht nur mit wachem Geist korrekturgelesen, sondern auch alle Übungen auf deren Anwendbarkeit und Nützlichkeit hin ausprobiert und verbessert hat. Zudem danke ich meiner Kollegin Isabel Stettin für ihre stärkenden und wertschätzenden Rückmeldungen und meiner Mutter Barbara Maier für das Korrekturlesen mit Blick auf die Verständlichkeit und Anschlussfähigkeit meiner Texte. Ein großer Dank geht an unseren Sohn Jakob für seine wunderbaren Bilder zur grafischen Bereicherung meiner Gedanken. Du bist ein Künstler!

Mein ausgesprochener Dank gilt dem Springer Verlag und Senior Editor Monika Radecki für das Zutrauen in mich und ihre immer zugleich unterstützende, wohlwollende und klare Begleitung bei der Entstehung dieses Buches. Der Austausch auf Augenhöhe war mir eine wertvolle Stütze und hat mir und meinem Schreibprozess sehr gutgetan. Zudem gilt mein großer Dank dem Production Editor Amose Stanislaus für seine Unterstützung mit Blick auf formale Aspekte und die schöne Gestaltung dieses Buches.

Ich danke meinen Eltern für alle stärkenden Ressourcen, die sie mir von Beginn an mit auf meinen Lebensweg gegeben haben. Von Euch habe ich die Grundlagen sowohl für meine Leistungsbereitschaft als auch für meine Beziehungsfähigkeit gelernt. Eure fortwährende und bedingungslose Unterstützung vor allem auch in den letzten 17 Jahren hat mir die Gestaltung meines Alltags als beruflich engagierte Mutter ermöglicht. Dafür bin ich euch zutiefst dankbar.

Zum Schluss danke ich meinem Herzensmenschen Matje und unseren Kindern Jakob, Levi und Marlene für das zugleich abwechslungsreiche und stärkende Zusammenleben. Auch wir befinden uns miteinander in einer immerwährenden Weiterentwicklung bei der Gestaltung unserer Zufriedenheit und unseres Glücks. Ihr bedeutet mir alles und ich fühle mich euch zutiefst verbunden. Schön, dass es euch genauso, wie ihr seid, in meinem Leben gibt!

Ludwigsburg, Juni 2025   Eva-Maria Bauer

Interessenkonflikt

Der/die Autor*in hat keine für den Inhalt dieses Manuskripts relevanten Interessenkonflikte.

Inhaltsverzeichnis

1 Einleitung: Selbstreflexion und Neuorientierung — 1
   1.1 Übung: Ich gestalte meinen Weg — 5

2 Ich trage alles, was ich brauche, in mir — 9
   2.1 Meine Selbstentwicklung gelingend gestalten — 9
   2.2 Für gute Bedingungen sorgen — 12
   2.3 Meine inneren Signale nutzen — 14
   2.4 Abschied nehmen und Neues beginnen — 17
   2.5 Übung: Mein Muster des Gelingens — 22
   Literatur — 24

3 Ich mache mir meine Welt, wie sie mir gefällt — 25
   3.1 Meine Aufmerksamkeit lenken — 25
   3.2 Der Macht negativer Eindrücke entgegenwirken — 29
   3.3 Stimmung und innere Klarheit fördern — 32
   3.4 Meine Umgebung gut einrichten — 38
   3.5 Veränderungen angehen — 40
   3.6 Übung: Mein guter Start in den Tag — 41
   Literatur — 42

4 Ich bin wertvoll mit all meinen Erfahrungen — 45
   4.1 Vergangenes annehmen — 45
   4.2 Meine Weiterentwicklung gestalten — 50
   4.3 Übung: Ich erzähle mir eine hilfreiche neue Geschichte — 54
   Literatur — 55

5 Ich darf ich selbst sein — 57
- 5.1 Mein Selbst annehmen und gestalten — 57
- 5.2 Mit äußeren Erwartungen umgehen — 61
- 5.3 Mein Selbstbild zum Positiven entwickeln — 65
- 5.4 Übung: Ich bin die beste Version meiner Selbst — 71
- Literatur — 73

6 Ich stelle mich innerlich gut auf — 75
- 6.1 Meine hilfreiche innere Mannschaft — 76
- 6.2 Innere Schutzräume etablieren — 81
- 6.3 Mich selbst zur vollen Blüte bringen — 83
- 6.4 Übung: Der konstruktive Beitrag meines inneren Widersachers — 86
- Literatur — 88

7 Ich fühle mich wohl in meinem Körper — 89
- 7.1 Zusammenspiel von Körper und Psyche — 89
- 7.2 Mein Körper als kompetenter Partner — 93
- 7.3 Über den Körper die Psyche erreichen — 100
- 7.4 Übung: In gutem Kontakt mit meinem Körper — 106
- Literatur — 108

8 Ich lebe meine Werte — 109
- 8.1 Mir meine Werte bewusst machen — 110
- 8.2 Entsprechend meinen Werten handeln — 114
- 8.3 Übung: Meine Werte klären und leben — 119
- Literatur — 121

9 Ich trete nach außen sicher auf — 123
- 9.1 Beziehungspflege im Innen und Außen — 123
- 9.2 Umgang mit unterschiedlichen Interessen — 125
- 9.3 Einander begegnen — 131
- 9.4 Übung: Meine Freiheit zur Offenheit — 133
- Literatur — 134

10 Ich bin ein Geschenk für die Welt — 135
- 10.1 In guter Verbindung zu mir selbst sein — 135
- 10.2 In positive Verbindung mit der Welt gehen — 140
- 10.3 Übung: Mein wertschätzendes Selbstbild — 144
- Literatur — 145

11 Was ich aus diesem Ratgeber für mich mitnehme — 147
- 11.1 Übung: Reise zu meinem Wohlfühlort — 148

Über die Autorin

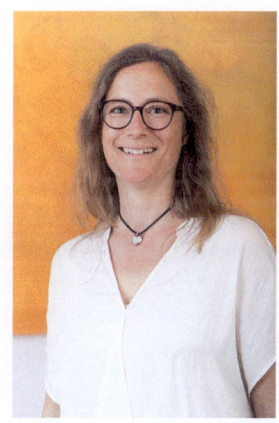

Eva-Maria Bauer, geboren 1979, ist promovierte Psychologin und setzt sich in ihrem Unternehmen „Lösungsraum" für Selbststärkung und ein gutes Miteinander ein. Sie ist überzeugt davon, dass jeder Mensch innere Selbstakzeptanz und Zufriedenheit erreichen kann. In Zeiten von Unfrieden, Belastung und Stress begleitet Eva-Maria Bauer als systemische Coachin, Mediatorin und Trainerin alle, die sich nach einer Begegnung auf Augenhöhe sehnen. Sie unterstützt die Rückkehr auf einen konstruktiven Weg, auf dem ihre Klientinnen und Klienten mit sich selbst und untereinander wieder in einen guten Kontakt kommen. Sie lebt mit ihrem Mann und drei Kindern in Ludwigsburg bei Stuttgart. Neben ihrer Familie und ihrem Beruf liebt sie Yoga, ihr Cello und Ruhemomente in der Natur.

1

Einleitung: Selbstreflexion und Neuorientierung

> Die Vision von meiner guten Zukunft trägt mich ihr Stück für Stück entgegen.

Ermutigende Vision
Vor meinem inneren Auge gibt es die Vision eines Lebens, in dem ich mich selbst mit all meinen Möglichkeiten, all meinen Einzigartigkeiten und auch all meinen Unzulänglichkeiten voll und ganz annehmen und wertschätzen kann. Das ist ein Leben, in dem ich mich selbst mit Zugewandtheit, Fürsorge und Wertschätzung begleite. Das ist ein Leben, in dem ich mich in Momenten des Zweifelns und Zagens selbst tröstend in den Arm nehme, sodass neue Hoffnung und Zuversicht in mir keimen können. Das ist ein Leben, in dem ich mich selbst an die vertraute Hand nehme und mich mit mir gemeinsam mutig auf den Weg mache. Denn ich bin der einzige Mensch in meinem Leben, den ich in allen Situationen immer dabeihabe. Und wie gut ist es, wenn ich mich dabei auch wirklich an meiner Seite weiß und mich auf mich selbst als meinen ständigen Begleiter vollkommen verlassen kann. Wie auf einen guten Freund oder die beste Freundin. Denn bringen wir für unsere besten Freunde nicht auch ein großes Maß an Verständnis auf, wenn diese kurz vor dem Verzweifeln sind? Lassen wir dann nicht auch alles stehen und liegen und nehmen uns Zeit, um unseren Liebsten eine Stütze und Begleitung zu sein? Wie kommt es, dass wir mit uns selbst oft wesentlich weniger verständnisvoll und fürsorglich sind? Warum ermahnen wir uns selbst oft zur

Härte statt zur liebevollen Selbstfürsorge? Dabei sind doch wir selbst es, die die Verantwortung für unser eigenes Wohlergehen und unsere gute Entwicklung tragen. Wir befinden uns gerade in diesem einen Leben und wollen daraus das Allerbeste für uns und unsere Umgebung machen. Nehmen wir uns dieser Verantwortung mit Freude und Zuversicht an!

Übernahme von Eigenverantwortung
Nehmen wir also die Beziehung zu uns selbst genauso ernst wie die zu anderen wichtigen Menschen in unserem Leben! Und Beziehungen sind kein Selbstläufer, sondern benötigen stetige Aufmerksamkeit und Pflege. Wie kann ich also möglichst täglich meine eigenen Bedürfnisse, Wünsche und Vorlieben wahrnehmen, mir zugestehen und mich für deren Erfüllung immer wieder einbringen? Denn nur ich selbst kenne meine Sehnsüchte und Träume. Wer sonst als ich selbst höchstpersönlich kann wissen, was wann für mich erstrebenswert und hilfreich und was hinderlich und schmerzhaft ist? Oft wünschen wir uns, dass die Menschen in unserer Umgebung uns unsere Wünsche von den Augen ablesen oder an unserer finsteren Miene erkennen können, was wir gerade nicht brauchen. Dabei haben wir uns vielleicht selbst noch nicht gefragt, was unsere Stimmung gerade so trübt und was wir bräuchten, damit die Welt wieder lichter und angenehmer für uns wird. Wir dürfen also immer wieder in engen Kontakt mit uns selbst gehen, um die Bedingungen dafür zu schaffen, dass wir es im ersten Schritt uns selbst recht machen können. Denn unser immer wieder auftauchendes Bemühen, es allen recht machen zu wollen, wird nie realisierbar sein. Egal wie wir uns anstrengen, es wird immer Menschen in unserem privaten und beruflichen Umfeld geben, die andere Vorstellungen davon haben, wie wir die Dinge zu tun oder zu lassen haben. Warum fangen wir dann nicht erst mal damit an, es uns selbst recht zu machen? Das bietet sich auch deswegen an, weil wir selbst am allerbesten herausfinden können, was uns guttut oder eben auch nicht. Und wenn jede und jeder von uns gut für sich sorgt, dann schaffen wir einen stabilen Ausgangspunkt dafür, dass wir immer wieder neue Energie und Hinwendung auch für andere zur Verfügung haben.

Auch die Verantwortung für andere beginnt mit Selbstfürsorge
Selbstfürsorge bedeutet nicht, dass mir andere und deren Wünsche nicht mehr wichtig sind. Ich werde nicht zur Egoistin oder zum Egoisten, wenn ich mir meiner Bedürfnisse bewusst bin und mich für deren Befriedigung bewusst einsetze. Im Gegenteil kann ich mich sogar genau dann auch den anderen interessiert und liebevoll zuwenden, wenn ich selbst auf festem Boden stehe und gut genährt und gefüllt bin. Nur wenn ich mir selbst nah bin, kann ich auch für andere aus dem Vollen schöpfen und meine Aufmerksamkeit und Liebe großzügig verschenken.

Unterstützung an die Seite holen
Gleichzeitig bedeutet die Eigenverantwortung für unsere Bedürfnisse und unser Wohlbefinden nicht, dass wir durch alle Täler allein gehen müssen. Ich darf mir Unterstützung von nahen Menschen oder professionellen Begleitenden an die Seite holen, wenn ich mich nach Halt und Austausch sehne. Manchmal stehen gerade das Nachfragen und Annehmen von Hilfe für Mut und echte innere Stärke. Denn es gibt Situationen, die können wir viel besser in Gemeinschaft und im Austausch überstehen. Dann kann ein achtsamer Blick von außen und ein Teilen der Verantwortung sehr hilfreich und entlastend sein. Also scheuen wir uns nicht, unsere Gedanken und Gefühle mit denen zu teilen, die für uns ein offenes Ohr haben. Wann der Zeitpunkt für das Nachfragen von Hilfe gekommen ist, kann ich durch einen ehrlichen Austausch mit mir selbst herausfinden. Wie handlungsfähig fühle ich mich im Moment? Habe ich die nötige Energie und Zuversicht, um mich selbst an die Hand zu nehmen? Wünsche ich mir Impulse von außen, um meinen Blick wieder zu weiten? Oder stecke ich so in meiner Verzweiflung, dass ich mich nach Orientierung und Entlastung durch das Teilen meiner Sorgen sehne? Dann darf ich mir die Erlaubnis geben und mir Unterstützung an die Seite holen. Und das möglichst zu einem Zeitpunkt, an dem ich noch selbstbestimmt eine eigene Entscheidung für das Anfragen von Hilfe treffen kann.

Entscheidungen in gutem Kontakt zu mir
Wenn ich mich jetzt für den ersten Schritt hin zu meinem neuen, guten Leben entscheide, kann ich noch nicht wissen, wohin mich meine Reise genau führen wird. Sollte ich versuchen, mögliche Fehler bei meinen Entscheidungen komplett zu vermeiden, würde das bedeuten, dass ich Neuem in meinem Leben keine Chance geben kann. Denn ob ich mich richtig entschieden habe, werde ich letztlich nie mit Gewissheit herausfinden können. Und trotzdem zeigt mir ein Gefühl der inneren Stimmigkeit, dass ich auf einem guten Weg bin. Daher ist es hilfreich, immer wieder in mich hineinzuhören und mit mir selbst in einen aufmerksamen und interessierten Kontakt zu gehen. Je ruhiger ich dabei innerlich werde, desto besser kann ich spüren, was sich in mir an Gefühlen und intuitivem Wissen regt. Und meine Gefühle sind mir neben rationalen Argumenten ein weiterer hilfreicher Ratgeber. So kann mich gefühlte innere Leere darauf hinweisen, dass ich mich vermehrt um mein Bedürfnis nach Sinnempfinden und Selbstverwirklichung kümmern darf. Ein Gefühl von Energielosigkeit kann ich als wichtigen Hinweis darauf nutzen, dass ich mir baldmöglichst nährende und freudvolle Erfahrungen ermöglichen sollte. Ich habe meinen Körper und meine Gefühlswelt als meine Partner also immer an meiner Seite und kann diese Signale dankbar für meine gute Ausrichtung nutzen.

Im Einklang mit mir selbst

Eins steht bei all meinen Entscheidungen fest: Mich selbst nehme ich immer mit, ganz egal welchen Weg ich einschlage. Steht dann wirklich im Vordergrund, an einer Weggabelung die aus momentaner Sicht beste Wahl zu treffen? Oder ist es nicht viel wesentlicher, es in erster Linie mit mir selbst gut zu haben – egal wohin ich gehe? Denn wenn ich mich erst mal vorfreudig auf den Weg mache, im Einklang mit meiner inneren Weisheit, meinem Körper und meinem Verstand, dann kann ich mich selbst immer wieder zu großer innerer Stärke und Zufriedenheit führen. Dabei benötigt das Aufkommen kreativer Impulse in mir und das Hören auf meine eigene Intuition Zuwendung und Raum. Stress und Hektik sind dagegen wahre Kreativitätskiller. Daher sind Momente der inneren Ruhe für die Begegnung mit mir selbst von großer Wichtigkeit. Für meinen guten Weg setzt die Hoffnung, die in mir wächst, wenn ich an mein wunderbares zukünftiges Leben denke, große Mengen von Energie frei. Und diese werden wir gemeinsam nutzen!

Möglichkeiten der Nutzung des Buches

Da Lernen und Veränderung am besten durch eigene Aktivität geschieht, enthält dieses Buch zahlreiche Übungen und Anregungen zum eigenen Ausprobieren und Erkunden des ersehnten eigenen Weges. Jeder und jede entscheidet selbst, wie tief und ausführlich dabei in die angebotenen Übungen eingestiegen wird. Am besten überlege ich jetzt gleich, wie ich die hier für mich zusammengestellten Inhalte am allerbesten für mich und meine Entwicklung nutzen kann. Möchte ich mir vielleicht ein schönes Büchlein zur Hand nehmen, in dem ich meine Gedanken und Erkenntnisse für mich festhalte? Oder sind für mich eher digitale Notizen hilfreich? Oder tauche ich ohne äußere Hilfsmittel am besten in mein eigenes Erleben ein, und das Gelesene findet so intuitiv Einzug in mein Leben? Schon bei dieser Überlegung kann ich hier und jetzt damit beginnen, die Rolle des hilfreichen Begleiters für mich selbst gut zu etablieren. Vielen Menschen hilft das Niederschreiben ihrer Gedanken dabei, einen guten Kontakt zu ihren Gefühlen aufzunehmen. Welche Form für mich nützlich ist, entscheide ich selbst. Denn ich kenne mich so gut, dass ich genau weiß, was es braucht, damit dieses Buch für mich und mein Leben von Nutzen sein wird. Also bin ich jetzt ehrlich zu mir und schaffe die bestmöglichen Rahmenbedingungen dafür, dass ich dieses Angebot ganz gut für mich persönlich annehmen und davon profitieren kann.

Mein guter Weg

Hierbei kann dir die folgende erste Übung mit Anregungen zur Selbstreflexion eine Hilfe sein. Überlege dir anhand der angebotenen Fragen, welche Richtung du auf deinem guten Weg einschlagen möchtest. Denn wir machen uns mit besserer Orientierung auf den Weg, wenn wir ein klares Ziel vor Augen haben. Wenn ich weiß, wohin ich segeln möchte, kann ich meinen Kurs bestimmen und dann die Segel nach den günstigen Winden setzen. Zudem erkenne ich mit Blick auf mein Ziel, welche Hindernisse mir den Zugang zu meinem Weg aktuell versperren und von mir zur Seite geräumt oder umschifft werden müssen. So kann ich auch nach ungeplanten Umwegen oder schlechten Wetterverhältnissen wieder auf meine erwünschte Route zurückfinden. Mit einem verlockenden Ziel vor Augen kann ich mich also immer wieder gut ausrichten und komme dadurch auch rascher und besser dort an.

Nutze also jetzt die Gelegenheit, dir klarer darüber zu werden, wohin du dich mithilfe dieses Ratgebers auf den Weg machen möchtest.

1.1 Übung: Ich gestalte meinen Weg

Überlege zunächst, wo in deinem Leben es aktuell Unzufriedenheiten gibt oder welche von dir erlebten Probleme du gerne angehen möchtest. Finde dann Antworten auf folgende Fragen:

1. Was will ich für mich in meinem Alltag zum Positiven verändern?
2. Woran genau merke ich in ein paar Monaten, dass diese Entwicklung mir gelungen ist?
3. Was will ich zukünftig nicht mehr in meinem Leben?
4. Was wird sich für mich verändern, wenn ich mich davon befreit habe?
5. Welche verlockende Vision habe ich von mir in meinem zukünftigen Leben?

Schreibe deine Gedanken gerne auf, um deren Anziehungskraft auf dich zu verstärken. Hierfür kannst du dich von Abb. 1.1 inspirieren lassen, welche die oben genannten Fragen in Form eines Weges durch anspruchsvolles Gelände hin zur aufgehenden Sonne darstellt. Alternativ kannst du eine eigene Collage erstellen oder ein Bild malen, welches dich in deinem zukünftigen Leben zeigt. Je konkreter und klarer du deine gute Zukunft vor Augen hast, desto besser wird es dir gelingen, dich dahin Schritt für Schritt auf den Weg zu machen.

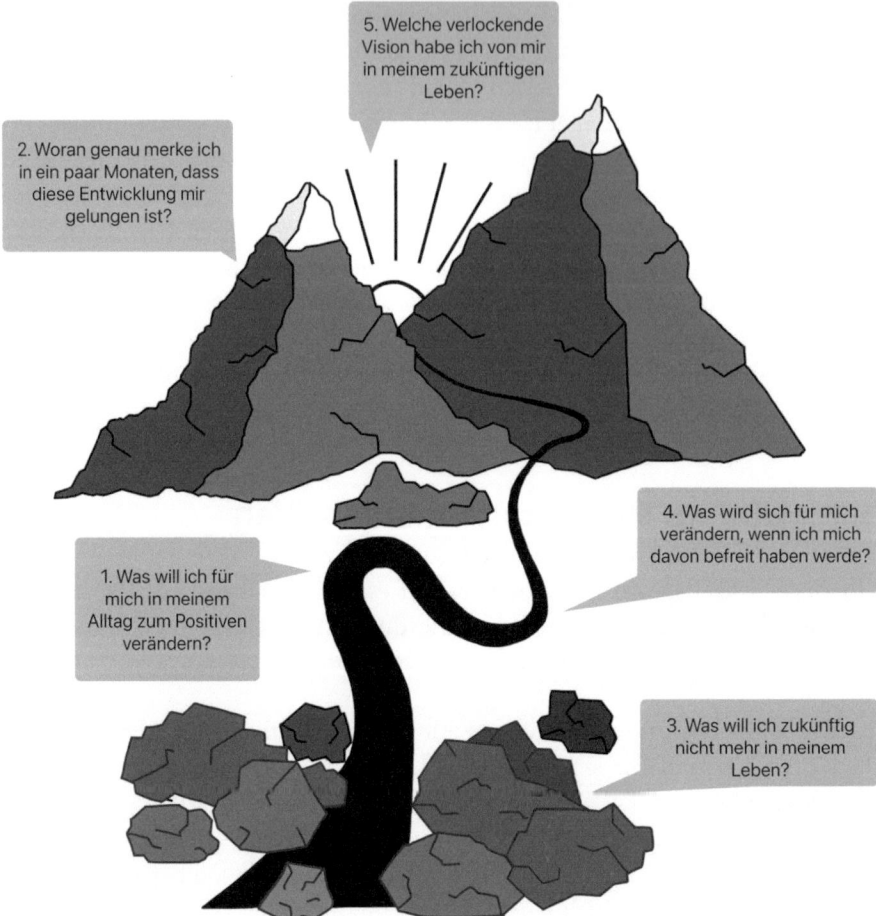

Abb. 1.1 Ich gestalte meinen Weg

Aufbau des Buches

Das Buch ist zwischen Einleitung und Fazit in neun inhaltliche Kapitel aufgeteilt, die sich mit verschiedenen Aspekten und Möglichkeiten der Selbstakzeptanz, Selbstfürsorge und Selbststärkung beschäftigen. Zu Beginn jedes Kapitels stehen drei Fokusfragen, die auf die folgenden Inhalte einstimmen. Am Ende jedes Kapitels eröffnet eine Übung die Möglichkeit, die Kapitelinhalte mit Blick auf das eigene Leben und erwünschte eigene Schritte zu vertiefen. Den Abschluss jedes Kapitels bilden drei Fragen zur Selbstreflexion, die zur weiteren Beschäftigung mit den eigenen Gedanken anregen. Das Fazit des Ratgebers ist ein Kapitel, das die Lesenden dabei unterstützt, sich zu verdeutlichen, was jede und jeder aus der Lektüre und Bearbeitung für sich selbst mitgenommen hat und wie die eigenen Entwicklungsziele optimal weiter verfolgt werden können.

Und jetzt lade ich dazu ein, im Verlauf der folgenden Kapitel in die eigene reichhaltige Gedanken-, Gefühls- und Erlebniswelt einzutauchen. Freuen wir uns darauf, was wir alles an Schätzen in uns entdecken und welche schlummernden Potenziale wir wachküssen werden. Denn wir können immer davon ausgehen, dass in uns viel mehr Möglichkeiten bereitstehen, als wir selbst oft meinen.

2

Ich trage alles, was ich brauche, in mir

> In mir schlummert ein großer Schatz, den ich ans Licht bringen werde.

Fokusfragen für dieses Kapitel
- Wie erlange ich die Zuversicht und stärke die Hoffnung, dass ich selbstbestimmt meinen guten Weg gestalten werde?
- Wie stehe ich in guter Verbindung zu meinen Gefühlen und den dahinterstehenden Bedürfnissen?
- Wie nutze ich alle Schätze in mir für meine gute Weiterentwicklung?

2.1 Meine Selbstentwicklung gelingend gestalten

Es ist normal, dass wir mit bestimmten Dingen in unserem Leben unzufrieden sind. Nicht verwirklichte Träume können uns sogar auf Dauer richtig traurig machen. Gut ist es, wenn wir die eigene Unzufriedenheit zum Anlass nehmen, um aktiv zu werden und unser Leben so zu verändern, dass es unseren Wünschen wieder mehr entspricht. Jeder Mensch trägt die Fähigkeit und die Freiheit in sich, sein Leben aus sich selbst heraus positiv auszurichten. Wir verfügen dabei alle in unserem reichen Erfahrungsschatz über Grundkompetenzen, die wir für die gesunde Lösung auftretender Probleme benötigen (Erickson & Rossi, 1981). Und wir streben alle nach Entwicklung und einem erfüllten und zufriedenen Leben. Egal in welchem Alter, bringt neue Inspiration das Empfinden von Sinn, Lebendigkeit und Freude in unser Leben. Natürlich gibt es große Unterschiede darin, was jeder von uns als wichtig und erfüllend im eigenen Leben ansieht. Was wir gemeinsam haben, ist, dass für die aktive und selbstbestimmte Weiterentwicklung vor allem ein positiver Selbstwert wichtig ist, der uns die eigenen Ressourcen und Möglichkeiten immer wieder bewusst macht (Satir et al., 2011).

Eigene Potenziale entfalten
Denn Weiterentwicklung ist auch eine Aufgabe, die anstrengend sein kann. Selbst als erwachsener Mensch habe ich manchmal die Sehnsucht, dass jemand kommt, mir die Verantwortung abnimmt und die Herausforderungen, die sich vor mir türmen, für mich löst. Bei vielen Dingen des täglichen Lebens funktioniert das auch immer wieder gut. So kann ich meine Belege der Steuerberaterin überlassen, und sie erstellt für mich die Steuererklärung. Oder ich überlasse das Lernen mit meinem Kind dem Nachhilfelehrer, der das mit viel mehr Geduld und Ruhe begleiten kann als ich.

Wenn es aber um Entwicklung in mir selbst geht, dann bin ich vor allem selbst gefragt, diese zu gestalten. Und ich kann gewiss sein, dass ich alles, was ich für meine gute Entwicklung brauche, in mir trage (Rogers, 1995). So wie ein Samenkorn das Knospen, das Sich-zum-Licht-Ausrichten und Wachsen in seinem inneren Programm trägt. Sobald die Bedingungen günstig sind, wird es austreiben und seiner Bestimmung zielgerichtet folgen. Dabei überwindet manche Pflanze große Hindernisse, wächst z. B. durch Asphalt hindurch oder übersteht Trockenperioden. Und vergleichbar mit einer Pflanze sind auch wir nie fertig, sondern entwickeln uns im Laufe unseres Lebens beständig weiter.

Für mich selbst aktiv werden
Der Unterschied zwischen einer sich dank ihres inneren Programms zum Licht streckenden Pflanze und mir als fühlendem und denkenden Menschen ist, dass ich meine Entwicklung selbst ganz aktiv und bewusst gestalten kann. Hier ist meine Neugier eine große Kraft, die mir Lust auf Weiterentwicklung und Lernen macht. Dabei kann ich mich als selbstgesteuerter Mensch entsprechend meinen Interessen und Vorlieben entscheiden, womit ich mein Leben fülle. Und wenn ich Neues erlerne und mir gute neue Erfahrungen verschaffe, dann fühlt sich das richtig sinnerfüllt an.

Meine eigene Weiterentwicklung kann ich also ganz gezielt selbst in die Hand nehmen. Ich kann die notwendigen Schritte planen, um meine Sehnsuchtsziele nach und nach zu erreichen. Ich kann verschiedene Möglichkeiten ausprobieren und mich für die am besten zu mir passende entscheiden. Und ich kann mich aus Sackgassen befreien und trotz Rückschlägen wieder zu neuer Zuversicht zurückfinden. So gelingt mir aktives Handeln in der Welt, bei dem ich Verantwortung für meine gute Zukunft übernehme.

Und trotzdem leben viele von uns ein Leben, in dem nur am Rand das vorkommt, was uns wirklich erfüllt. Wir sind mit unserem Alltag, den täglichen Pflichten und Aufgaben oft so beschäftigt, dass wenig Raum bleibt, uns für das einzusetzen, was uns wirklich wichtig ist. Es bleibt zwischen all den zurückzulegenden Wegen, pünktlich einzuhaltenden Terminen und gewissenhaft zu erledigenden Aufgaben oft nicht mal die Zeit, uns mit unserer Unzufriedenheit zu beschäftigen. Bei vielen von uns kommt noch dazu, dass sie nicht nur für sich selbst und die eigene Zufriedenheit, sondern zusätzlich für das Wohlergehen weiterer Menschen wie Kinder, Eltern oder Mitarbeitender verantwortlich sind. Dabei kann es passieren, dass das Gefühl entsteht, kaum noch selbst im eigenen Leben vorzukommen. Und wenn abends eigentlich noch etwas Zeit wäre, damit wir uns etwas Gutes tun, ist dafür oft keine Energie mehr übrig. Obwohl unsere Tage voll sind, fühlen wir uns innerlich manchmal ziemlich leer.

Das muss aber nicht so bleiben! Jede und jeder hat die Möglichkeit, das eigene Leben erfüllender zu gestalten und dabei die eigenen Potenziale noch besser zu entfalten. Um hier gute Entwicklungsschritte einleiten zu können, dürfen wir uns erst mal darüber klar werden, wohin und zu wem wir uns entwickeln möchten. Hier können uns Sehnsuchtsziele begegnen, die im Moment durch gewisse Beschränkungen nicht erreichbar sind (Schmidt, 2011). So werden die wenigsten von uns von heute auf morgen auf eine tropische Trauminsel oder in eine gemütliche Berghütte umziehen können, um dort die Tage im Müßiggang zu genießen. Und trotzdem können wir uns mit unserem Sehnsuchtsziel verbinden und uns daraus nähren. Wir können z. B. darauf schauen, was genau uns daran so verlockend erscheint:

Was genau sind die Merkmale dieses erträumten Lebens, die mich dann erfüllen und zufrieden machen würden? Wonach sehne ich mich? Was brauche ich in meinem Leben, damit es für mich wertvoller wird? Ist es die Abgeschiedenheit und Ruhe, die ich mir so paradiesisch vorstelle? Ist es Zeit in der Natur oder sind es warme Temperaturen, die ich mir mehr in meinem Leben wünsche? Wenn ich mir etwas Zeit und inneren Raum gebe, kann ich in mich hineinhören und Antworten auf diese oder andere Fragen in mir entdecken. Ich selbst kann in mir erkunden, wohin es mich zieht. Im Anschluss an diese Reflexionsmomente kann ich überlegen, was von meinen Wünschen und Ideen ich zumindest zu einem gewissen Maß in meinem Alltag realisieren kann. Und schon habe ich ein realistisches Ziel, für dessen Erreichung ich mich aktiv einsetzen kann.

2.2 Für gute Bedingungen sorgen

Unsere gute Entwicklung findet natürlich nicht abgekoppelt nur in unserem Inneren, sondern in Interaktion mit unserer Umwelt statt. So kann auch ein gesundes, kräftiges Samenkorn auf steinhartem Boden ohne Licht und in Eiseskälte nicht keimen. Und wenn jemand auf ihm herumtrampelt oder nach dem Auskeimen an ihm zieht, wird aus dem natürlichen Wachstum auch nicht das werden, was ursprünglich in seinen Möglichkeiten angelegt war. Für gesundes Wachstum benötigt jede Pflanze die Umgebung und Rahmenbedingungen, die zu ihrem persönlichen inneren Programm passen. Und so darf auch ich mir möglichst optimale Wachstumsbedingungen schaffen, die dazu beitragen, dass ich alle Möglichkeiten, die in mir stecken, kraftvoll entfalten kann. Dabei weiß ich selbst am besten oder kann es auf jeden Fall herausfinden, was ich brauche, damit mir Wachstum und Entwicklung gelingen werden.

Bei jedem von uns gehört dazu, dass wir uns und unseren Körper gut versorgen, sodass wir unseren Alltag kraftvoll und gestärkt angehen können. Das gelingt uns bspw. durch eine gesunde, regelmäßige Ernährung, ausreichende Flüssigkeitsaufnahme, tägliche Bewegung, erholsamen Schlaf und ein für uns zu bewältigendes Ausmaß an Stress.

Energiefresser identifizieren
Wenn ich mich gestresst und unter Druck fühle und meine Kräfte nachlassen, darf ich mich gezielt auf die Suche nach den Energiefressern in meinem Alltag machen. Was empfinde ich als besonders anstrengend? Nach welchen Aufgaben oder Aktivitäten fühle ich mich besonders erschöpft? Wie kann ich diese Tätigkeiten so gestalten, dass sie mich weniger belasten? Oder welche dieser Aktivitäten kann ich zukünftig vielleicht sogar aus meinem Leben verbannen?

Nur ein Teil der Energiefresser in meinem Alltag lässt sich nach deren Identifikation tatsächlich komplett beseitigen. So muss ich z. B. ein anstrengendes Projekt trotzdem weiter betreuen und kann auch kräfteraubende Familienmitglieder nicht einfach vor die Tür setzen. Hier ist es dann zentral, dass ich die Kraft, die ich im Umgang mit diesen Herausforderungen investiere, an anderer Stelle auch wieder auffülle. In Bezug auf Stress gilt: Je fordernder mein Alltag ist, desto mehr Selbstfürsorge und Regenerationsmöglichkeiten sollte ich für mich selbst schaffen. Je mehr Energie ich benötige, desto häufiger muss ich also meine Speicher wieder befüllen. Was uns beim Akku des Smartphones oder dem Autotank selbstverständlich erscheint, berücksichtigen wir in Bezug auf uns selbst leider häufig nicht. Wenn der Alltag mit anstrengenden Pflichten gespickt ist, nehmen wir uns weniger Zeit für Pausen, Bewegung oder Mußestunden. Sinnvoll wäre es, das genau andersherum zu tun. So habe ich es an einem wunderbaren Wohlfühlort im Wald auf einem Schild gelesen: *Du solltest jeden Tag 20 Minuten in der Natur sein… Es sei denn, du bist sehr beschäftigt, dann solltest du eine Stunde in der Natur Sein.* (Nach einer alten Zen-Weisheit).

Hilfreiche Umgebung aufsuchen
Bei hohem Stressempfinden kann ein Umgebungswechsel sehr hilfreich sein. In einer veränderten Umgebung gelingt es uns leichter, unseren Fokus von der stressauslösenden Situation und den damit verbundenen Gedanken wegzulenken. Eine neue Umgebung kann dabei ergänzende Blickwinkel eröffnen und so zu neuen Perspektiven und erhellenden Einsichten auf erlebte Probleme führen. In jedem Fall ist es hilfreich, auf Abstand zu gehen und für körperliche Entspannung oder alternativ für körperliche Aktivierung zu sorgen, damit wir auf neue Gedanken kommen und unsere Kreativität erhöht wird.

Begeben wir uns nach draußen, am besten in die Natur, kann das besonders wohltuend für unsere innere Beruhigung und Ausgeglichenheit sein. Achtsam durch die Wälder zu streifen schenkt uns Ruhe, besseren Schlaf und stärkt unsere Abwehrkräfte. So reduzieren frische Luft und Naturerlebnisse nachweislich unseren Stresslevel und haben positiven Einfluss auf unsere geistige und körperliche Gesundheit (Schumacher, 2024).

Soziales Umfeld als Begleitung nutzen
Ein zentraler Faktor für meine gute Entwicklung ist auch mein soziales Umfeld und die Menschen, die mich täglich umgeben. Tatsächlich ist das Wichtigste für ein zufriedenes und gesundes Leben der Kontakt zu anderen Menschen (Satir, 2001). Dabei suchen wir schon früh in unserem Leben aktiv Beziehungen auf, die uns guttun. Wir dürfen uns also ganz gezielt ein unterstützendes soziales Umfeld schaffen und uns mit Menschen umgeben, die uns ermutigen und uns Rückhalt bieten. Ein stabiles Netzwerk mit positiven Beziehungen nährt unsere sozialen Bedürfnisse nach Gemeinschaft, Austausch, Zusammenhalt und Bestätigung.

Wir sind als Menschen soziale Wesen, die sich danach sehnen, sich mit anderen Menschen in wohltuender Weise zu verbinden. Dabei steigert das wahrgenommene Gefühl von echter Verbundenheit unsere Zufriedenheit viel mehr als oberflächliche Begegnungen. Studien haben bspw. gezeigt, dass mehr ernsthafte und tiefgehende Unterhaltungen mit anderen Menschen dazu führen, dass wir uns glücklicher fühlen (Milek et al., 2018). Der persönliche offene Austausch von Gedanken, Gefühlen und Erfahrungen mit geschätzten Mitmenschen fühlt sich für uns sinnvoll und erfüllend an. Es tut uns also gut, mit anderen darüber zu sprechen, was uns beschäftigt, was wir schwierig und was wir toll finden in unserem Leben und wovon wir träumen. Das bringt uns gleichzeitig uns selbst und den anderen nahe.

2.3 Meine inneren Signale nutzen

Meine innere Gefühlswelt und ihre Signale sind mir beim Gehen meines Weges eine wichtige Hilfestellung. Indem ich in gutem Kontakt zu meinen Gefühlen stehe und mir diese auch offen eingestehe, kann ich meine Gefühlswelt als wichtigen Signalgeber für die aktuelle Ausprägung meines Wohlbefindens nutzen. Dabei ist es hilfreich, dass ich wirklich in mich hineinhöre und spüre, wie es mir geht. Sonst besteht die Gefahr, dass in turbulenten Zeiten eine Art innerer Autopilot die Führung übernimmt. Dann rauscht mein Leben in gewisser Weise an mir vorbei, ohne dass ich mich aktiv eingeschaltet und bewusst mitgesteuert habe. Ich darf mich also von Zeit zu Zeit fragen, was mich wieder in Kontakt bringt mit mir und dem, was ich jetzt gerade brauche. Wo begegne ich mir selbst am besten? Wo kann ich einen Moment der Ruhe finden, um zu spüren, was mir jetzt wichtig ist und wie ich mich wieder hilfreich ausrichten kann?

Dann kann ich mir selbst eine Rückmeldung dazu geben, ob ich auf einem guten Weg bin oder mich verantwortlich für eine eventuell nötige Verbesserung einsetzen darf. Wenn ich beispielsweise vor einer wichtigen Entscheidung stehe und ein ungutes Gefühl in mir aufkommt, wenn ich große Unsicherheit oder gar Bedrohung spüre, ist es wichtig, diese Signale ernst zu nehmen. Dann ist es hilfreich, diesem Bauchgefühl nachzuspüren und zu erkunden, was es auslöst und wie ich diese Aspekte beim Treffen einer guten Entscheidung einbeziehen kann. Gefühle zu verdrängen und mich nicht damit beschäftigen zu wollen, bedeutet nicht, dass diese dadurch verschwinden. Sie schwelen eher im Hintergrund und kommen beim nächsten Anlass nur umso stärker wieder zum Vorschein.

In Verantwortung für meine Gefühle gehen
Den besten Einfluss auf mich und mein Wohlbefinden habe ich, wenn ich selbst die Verantwortung für meine Gefühle übernehme. Denn neben dem Verdrängen von Gefühlen neigen wir auch dazu, die Verantwortung für unsere Gefühle anderen zuzuschieben.

> **Beispiel**
>
> *Verantwortung für die eigenen Gefühle:* Angenommen, ich bin mit einem Bekannten verabredet und dieser ist 15 Minuten nach der vereinbarten Zeit immer noch nicht da. Dann könnte ich mich fürchterlich ärgern. Wie respektlos geht er mit meiner Zeit um? Was für ein unzuverlässiger Typ ist das eigentlich? Und weil er mich hier so blöd allein dastehen lässt, ist er schuld daran, dass ich jetzt

> schlechte Laune habe! Ich gebe also dem aus meiner Sicht negativen Verhalten meines Bekannten so viel Einfluss, dass meine bisher ganz gute Stimmung kippt. Und dafür mache ich natürlich ihn verantwortlich, schließlich kommt er ja zu spät. Entsprechend reserviert oder motzig trete ich ihm bei seinem Eintreffen dann unter Umständen entgegen. Damit übertrage ich auch die Erwartung an ihn, sich um eine Verbesserung meines Wohlbefindens zu kümmern.
> Ich kann mich aber auch für eine andere Reaktion entscheiden. Ich könnte bspw., anstatt mich zu ärgern, die Zeit nutzen, um noch ein paar aufgelaufene Nachrichten zu beantworten oder mich in die Sonne zu setzen und schöne Musik zu hören. Die Situation als Auslöser bleibt dabei genau dieselbe. Jedoch reagiere ich innerlich mit ganz unterschiedlichen Gefühlen darauf. Je nachdem, ob ich enttäuscht darüber nachgrüble, warum ich hier jetzt so nutzlos warten muss oder ob ich die Zeit als geschenkte Minuten für mich betrachte und nutze. Ob und wie sehr ich mich über die Verspätung meines Bekannten ärgere, entscheide also immer ich selbst und gehe damit in die Verantwortung für meine Gefühle. Diese entstehen nämlich durch meine ganz persönliche Bewertung der Situation als geklaute Zeit oder geschenkten Freiraum für mich.

Das Beispiel zeigt, dass ich eine gewisse Freiheit in meiner Interpretation jeder Situation habe. Meine Gefühle entstehen dabei nicht einfach aus dem Nichts, sondern hängen stark von meiner Bewertung der Situation ab. Wenn ich eine Herausforderung oder eine unangenehme Situation erlebe, habe ich also die Möglichkeit, meine Reaktion darauf bewusst zu gestalten. So entscheide ich aktiv, wie ich auf bestimmte Ereignisse reagiere und welche Bedeutung ich ihnen beimesse. Indem ich mich hier bewusst steuernd einschalte, kann ich meine eigene Stimmung selbst nachhaltig beeinflussen. Dabei kann ich meine Gefühle in eine positive Richtung lenken und aktiv mitgestalten, was mir Kontrolle und Selbstbestimmung verleiht (Smolka & Turecek, 2018).

Bedürfnisse hinter den Gefühlen erkunden
Wichtig ist es also, mir zu verdeutlichen, dass meine Gefühle nicht einfach so vom Himmel fallen, um mich zu ärgern oder die Kontrolle über mich zu übernehmen. Wie schon gesagt, sind meine Gefühle Botschafter, und zwar für die hinter ihnen stehenden Bedürfnisse.

Ein Bedürfnis ist das, was ich brauche, damit es mir gut geht. Bedürfnisse sind einerseits grundlegende Lebensbedürfnisse wie Nahrung und Schlaf. Anderseits ist die Erfüllung psychologischer Bedürfnisse wie der Bedürfnisse nach Zugehörigkeit, Selbstbestimmung oder Weiterentwicklung zentral für unser Wohlbefinden und unsere Motivation (Deci & Ryan, 2000). Unsere Bedürfnisse sind also unsere inneren Antriebskräfte und sorgen dafür, dass sie zumindest zu einem gewissen Ausmaß erfüllt werden, damit wir immer wieder Zufriedenheit und Wohlbefinden erreichen. Dabei gibt es für jedes Bedürfnis eine Vielzahl an unterschiedlichen Strategien zu dessen Erfüllung. So kann ich bspw. mehr Selbstbestimmung in meinem Leben etablieren, indem ich lerne, mich besser gegen andere abzugrenzen, indem ich meiner Selbstfürsorge mehr Raum gebe oder meine Kreativität in einem Kunstprojekt auslebe.

Ein positives Gefühl steht dafür, dass mein Bedürfnis erfüllt ist; ein negatives Gefühl weist mich auf einen Mangel bei der Befriedigung meiner Bedürfnisse hin. Hinter jedem negativen Gefühl steht also ein unerfülltes Bedürfnis, das über das Gefühl als Botschafter nach meiner Aufmerksamkeit verlangt: Es gibt einen Mangel, der mir nicht guttut – darum soll ich mich kümmern! Wenn ich dabei den inneren Auftrag meiner Bedürfnisse als Antriebskräfte richtig entschlüssle, dann kann ich mich um das kümmern, was zu meinem Wohlbefinden beiträgt. Anstatt mich weiter über den äußeren Auslöser zu ärgern, den ich oft selbst gar nicht beeinflussen kann. So haben die von mir erlebten Gefühle immer ihre Berechtigung und sind wichtige Hinweisgeber auf meine Bedürfnisse. Nur ich selbst kann eine Aussage darüber machen, was ich fühle und brauche, damit es mir gut geht. Und genau darauf kann ich dann meine hilfreiche Reaktion ausrichten. Wie in Abb. 2.1 dargestellt, liegt zwischen dem äußeren Reiz und meiner Reaktion auf diesen also meine eigene Interpretation und Bewertung der Situation. Diese Bewertung erfolgt in Abstim-

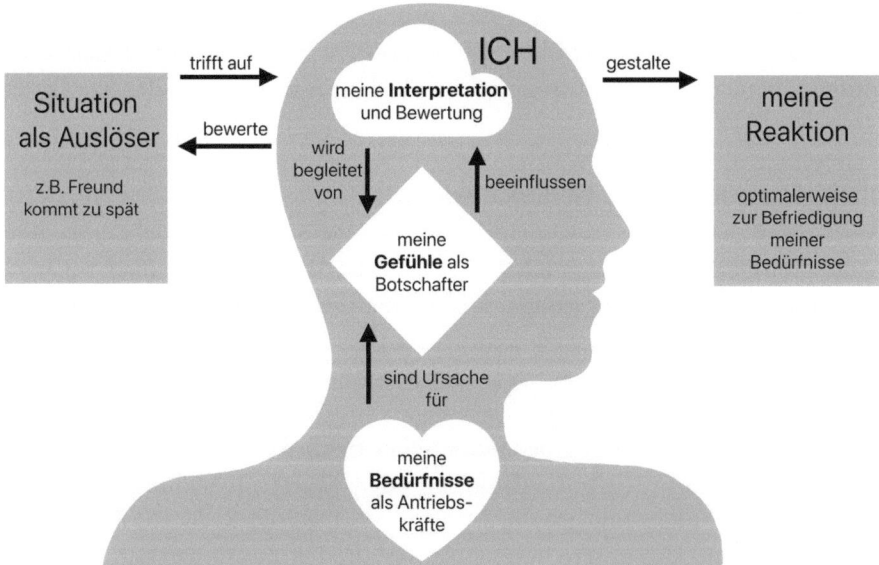

Abb. 2.1 Ich gestalte aktiv mit!

mung mit meinen Gefühlen und den dahinterliegenden Bedürfnissen. Genau hier liegt meine Möglichkeit zum aktiven Mitgestalten. Ich handle also nicht reflexhaft ohne mein bewusstes Zutun, sondern ich habe über den Zwischenschritt der Bewertung die Möglichkeit, meine Reaktion zielgerichtet auf meine Bedürfnisse und deren bestmögliche Befriedigung abzustimmen.

2.4 Abschied nehmen und Neues beginnen

Unser bisheriges Verhalten zu ändern, fällt nicht immer leicht, selbst dann, wenn wir erkannt haben, dass es uns unseren Zielen nicht näherbringt und uns zudem noch unzufrieden macht. Denn Veränderungen bedeuten oft auch Abschiednehmen von dem, was uns gewohnt und vertraut ist. Dann fühlt es sich zeitweise eher nach Ende an, obwohl es sich vielmehr um einen Übergang zu etwas Neuem handelt. Wie können wir Veränderungen hin zum Neuen also gelingend gestalten?

Unser Verhalten hat sich im Laufe unseres Lebens durch Beobachten, Nachahmen, Ausprobieren, Scheitern und das Finden neuer Wege herausgebildet. Als Kinder waren wir Meister darin, Dinge immer wieder aufs Neue zu probieren, auch wenn wir sehr lange erst mal nicht das erwünschte Ergebnis erzielt haben.

> **Beispiel**
>
> *Lernen in der Kindheit:* Ein Kleinkind fällt unzählige Male hin, bevor es irgendwann erfolgreich frei stehen kann. Dabei ist gerade die Abfolge von Hinfallen, Sich-immer-wieder-Hochziehen und Vorsichtig-die-Hände-Lösen zentral für die Ausbildung von Gleichgewicht und Koordination. Und wenn ein Kind ein Ziel wie das freie Stehen endlich erreicht hat, freut es sich zunächst darüber. Und dann geht es sehr rasch und zielstrebig dem nächsten Ziel entgegen und versucht sich an den ersten wackeligen Schritten.

Wir haben als Kinder unermüdlich unseren natürlichen Entdeckerdrang ausgelebt und enorme Geduld dafür aufgebracht, die nächsten Entwicklungsschritte trotz vieler Frustrationen und Trotzanfälle doch jeden Tag wieder aufs Neue zu probieren. Dabei war fast alles, was uns heute leichtfällt, irgendwann zu Beginn zunächst mal schwer. Das gilt für die verschiedensten unserer Fähigkeiten wie Laufen, Schwimmen, Sprechen, Lesen oder auch Autofahren. Heute haben sich manche unserer Verhaltensmuster so automatisiert, dass wir sie nicht so einfach wieder loswerden, auch wenn sie uns vielleicht gar nicht mehr hilfreich sind. Wobei alle fest eingespielten Muster sich eine Zeit lang oder für eine bestimmte Funktion auch bewährt haben. Sonst hätten sie sich erst gar nicht so verfestigt.

Wenn ich also feststelle, dass ich etwas zukünftig anders machen möchte, kann zunächst auch ein gewisses Unbehagen aufkommen beim Gedanken daran, dass ich Bewährtes loslassen soll. Eine anstehende Veränderung wird oft gemischte Gefühle in mir hervorrufen. Um gut mit meinem Hadern oder Zweifeln umzugehen, kann ich gezielt darauf schauen, welche Funktion mein zu änderndes Verhalten in meinem Leben hatte oder auch heute noch hat. Ich kann prüfen, ob ich das Verhalten für dieses Ziel in dieser Form noch brauche. Vielleicht nützt es mir heute in meinem Leben ja gar nicht mehr? Oder es gibt eine geeignetere Verhaltensweise, die diese Funktion zukünftig erfüllen kann? Vielleicht gibt es auch bereits jetzt schon gute Ausnahmen von der überholten alten Regel, also vergleichbare Situationen, in denen ich mich bereits anders und besser verhalten habe? Spannend ist es, darauf zu schauen, was bei diesen Ausnahmen anders war. Was habe ich denn hilfreiches Anderes gemacht? Und was hat mir das möglich gemacht, dass ich mich hilfreicher verhalten habe (Shazer, 2006)?

> **Beispiel**
>
> *Aufbau neuen Verhaltens:* Stellen wir uns vor, dass ich in meinem bisherigen Leben häufig den Mund gehalten habe, auch wenn ich mich von anderen ungerecht behandelt gefühlt habe. Dieses Verhaltensmuster habe ich etabliert, um Konflikte zu vermeiden und mit meinen Mitmenschen in einem guten Verhältnis zu stehen. Das hat insofern auch gut funktioniert, dass ich in meinem Umfeld als verträgliche und freundliche Person bekannt bin. Und trotzdem kann ich bei genauem Hinschauen Ausnahmen von diesem für mich üblichen Verhalten entdecken. So kann ich z. B. in Situationen, in denen die Ungerechtigkeit nicht mich allein, sondern außer mir noch weitere Personen betrifft, sehr wohl für die gemeinsamen Interessen einstehen. Ich kann dann gut argumentieren und finde oft klare Worte, die zur Verbesserung der Situation beitragen. Hier erlebe ich also zweierlei: Erstens kann ich unter bestimmten Umständen anders als gewöhnlich auf Ungerechtigkeit aktiv reagieren. Und zweitens bestätigt sich meine Sorge gar nicht, dann als egoistisch oder unsozial dazustehen. Es ist also an der Zeit, meine bisherige Regel, dass ich immer nett und angepasst sein muss, um von meinen Mitmenschen gemocht zu werden, zu überarbeiten. Und wie toll, dass ich meine vorhandene Fähigkeit, mich für Interessen konstruktiv einzusetzen, dafür nutzen kann! Meine Aufgabe ist jetzt also, diese bereits vorhandene Kompetenz auch auf Situationen zu übertragen, in denen es „nur" um mich und meine Interessen geht. Und das auf eine Art und Weise, mit der ich einerseits klar vertrete, was ich mir anders wünsche, und andererseits dabei gleichzeitig so auftrete, dass ich mir damit keine Feinde mache. Wenn mir das gut gelingt, kann ich mein eigenes Leben verbessern und werde dabei auch von meinen Mitmenschen als aktiv, reflektiert und wertschätzend wahrgenommen.

Auf jeden Fall muss ich die bewusste Entscheidung treffen, dass ich mich zukünftig anders verhalten möchte. Denn ich darf und kann mir selbst die Freiheit verschaffen, gewohnte Muster zu durchbrechen. Wenn ich mich dazu entschieden habe, geht es darum, eine geeignete Verhaltensalternative zu entwickeln und diese einzuüben. Vielleicht kann ich dafür an früheren guten Erfahrungen anknüpfen oder mir Ideen bei meinen Vorbildern holen? Und vielleicht kann ich mich bei den anstehenden neuen Schritten auch mehr auf das Spielerische und Spannende konzentrieren als auf das Schwierige und Unsichere?

Neue Wege bahnen
Stellen wir uns vor, ich bin bisher auf einem gut ausgebauten mir bekannten Wanderweg unterwegs gewesen. Diesen kann ich ohne viel Vorbereitung oder Aufmerksamkeit einfach entlang gehen. Nun taucht auf diesem Weg aber ein Hindernis auf oder der Weg ist mir mit der Zeit zu eintönig geworden. Ich werde meinen Weg auf jeden Fall nur dann wechseln, wenn auf dem bisherigen ein Problem – und das in der Regel mehrfach – aufgetreten ist. Denn ich gehe Veränderungen nur aus triftigem Grund an. Ich möchte also auf einen neuen, für mich jetzt besseren Pfad wechseln. Die Alternativen sind mir aber unbekannt oder zumindest noch wenig vertraut. Vielleicht sind sie auf meiner Landkarte sogar noch gar nicht angelegt. Das erstmalige Begehen erfordert also ein Auskundschaften des besten Weges und auch Mut, da ich ja noch nicht wissen kann, wohin der Pfad mich genau führen wird. Und tatsächlich lerne ich Neues dann am besten, wenn die Bewältigung des aufgetretenen Problems mich so richtig fordert und daher hellwach macht. Eine von mir als kontrollierbar wahrgenommene, spannende Herausforderung ist also eine gute Voraussetzung für schnelles und nachhaltiges Lernen (Hüther, 2018).

Je anspruchsvoller das Gelände, in dem ich mich bewege, desto mehr Vorbereitung und Ausstattung werde ich für meine ersten neuen Schritte benötigen (Ahrens et al., 2017). Befinde ich mich also im Hochgebirge, wo das Gelände unwegsam und kaum ohne ortskundigen Bergführer zu begehen ist, werde ich nicht einfach so drauflosaufen, sondern sorgsame Vorkehrungen treffen. Und auch im Flachland kann in unbekanntem Gelände eine gewisse Ausstattung hilfreich sein. Vielleicht muss ich mir den neuen Pfad erst mal durch hohes Gras bahnen oder gar mit einer Machete durch die Büsche freischlagen. Das kostet unter Umständen einiges an Kraftaufwand und ich werde mir auch den einen oder anderen Kratzer dabei holen. Vielleicht werde ich sogar mehrere Pfade ausprobieren müssen, bis ich den gefunden habe, der mir so richtig gefällt. Das Gute ist: Wenn ich meinen Weg gefunden habe, wird dessen Begehen mich zufrieden machen. Und nach einigen Probeläufen wird jedes weitere Mal immer leichter werden. Wenn ich den Pfad zukünftig täglich benutze, wird er bald zu meiner neuen Routine und so einfach zu begehen sein wie der frühere gewohnte Weg (Hüther, 2018).

Ehrenrunden würdigen
Bis das neue Verhalten zu meiner neuen guten Gewohnheit wird, benötige ich wie bei früheren Entwicklungsschritten Aufmerksamkeit, Zeit und Durchhaltevermögen. Und auch den Umgang mit Stillstand und Rückschlägen werde ich hier wieder üben dürfen. Denn „Ehrenrunden im alten Muster" sind zu erwarten und ganz normal (Schmidt, 2011). Solche Ehrenrunden sind unfreiwillige Wiederholungen dessen, was ich eigentlich nicht mehr tun wollte. Dass diese vor allem zu Beginn erwünschter Veränderungen auftauchen, liegt zum einen daran, dass unser Gehirn gerne seine gewohnten Abläufe beibehält. Wenn mich etwas sehr lange begleitet und mir immer wieder auch gute Dienste geleistet hat, kann ich es nicht einfach mit einer Entscheidung ausradieren. Und zudem habe ich ja auch nicht gleich eine Alternative parat, die genauso leicht und wie automatisch abläuft wie mein bisheriges Verhalten. Meine Verhaltensänderung bedeutet also erst mal das Betreten ungewohnten Terrains und erfordert dazu noch Aufwand. Da muss mein Änderungswunsch stark und mein ins Auge gefasstes neues Ziel schon wirklich erstrebenswert und verlockend sein, damit ich diese zusätzliche Anstrengung auf mich nehme. Hier hilft es, jede Ehrenrunde im alten Muster als erneute Einladung für einen weiteren gelingenden Versuch bei der Etablierung meines erwünschten zukünftigen Verhaltens anzusehen.

Neue gute Gewohnheiten aufbauen
Wenn ich Veränderungen in meinem Leben angehen und etablieren möchte, helfen mir dabei verlockende, aber gleichzeitig auch klare und spezifische Ziele. Deren Erreichen sollte bestenfalls unter meiner eigenen Kontrolle stehen und nicht davon abhängen, dass andere Menschen etwas für mich oder an sich selbst verändern müssen. Bestärkend ist es, wenn ich mir auf meinem Weg kleine erreichbare Teilziele vornehme. So erlebe ich Schritt für Schritt kleine Fortschritte und erhalte meine Motivation fürs Weitergehen aufrecht. Hier ist also schon der Weg das Ziel und sollte sich für mich gut anfühlen. Und auch aus vielen kleinen Veränderungen kann in Summe etwas Großes entstehen.

Vielen hilft es, sich für den Weg einen klaren Plan mit konkreten Schritten und Meilensteinen zu erstellen. Gut ist es, wenn mein neues erwünschtes Verhalten in meinem Alltag einen fest eingeplanten Platz erhält. So fasse ich konkrete Vorsätze und kann auch beim Blick auf meinen Plan sehen, wie weit ich mit dessen Umsetzung schon gekommen bin. Ich kann Erfolge z. B. durch

Abhaken sichtbar machen. Und ich kann meinen Kurs korrigieren, wenn ich sehe, dass mein Plan doch nicht aufgeht wie ursprünglich gedacht. Gut ist es, darauf zu achten, dass ich Veränderungen, die ich angehe, so sinnerfüllt und erfolgsversprechend wie möglich gestalte. So kann ich viel dafür tun, dass sich das Neue möglichst rasch nicht nur anstrengend, sondern auch gut anfühlt.

Zusätzlich kann ich meine Umsetzung unterstützen, indem ich Erinnerungen an mein Selbstentwicklungsprojekt in meinem Alltag platziere. Dies kann ich z. B. in Form eines Bildschirm-Hintergrunds auf dem Handy oder Computer, einer Postkarte am Kühlschrank oder eines sportlichen Armbands als Erinnerungsstütze umsetzen. Zusätzlich kann ich die gute Umsetzung meines Projekts begleiten, indem ich meine Ideen dazu mit anderen teile und bespreche. So können nahestehende Personen mich erinnern und dabei unterstützen, meinem Plan Raum in meinem Alltag einzuräumen. Optimalerweise finde ich sogar Gleichgesinnte, die sich mit mir auf den Weg machen. Alles, was mir beim Aufbau meiner neuen guten Gewohnheiten hilft, darf ich also hierfür bewusst nutzen.

> **Beispiel**
>
> *Wiedereinstieg Laufen*: Wenn ich beschließe, wieder mit dem Laufen zu beginnen, ist es sinnvoll, erst mal in gemächlichem Tempo mit einer kleinen Runde zu starten. Denn wenn ich es gleich beim ersten Mal übertreibe und mit hängender Zunge völlig erschöpft kaum noch zu Hause ankomme, dann werde ich vermutlich nicht motiviert ein zweites Mal loslaufen. Zur bestmöglichen Unterstützung könnte ich auch auf bestehende Trainingspläne für Wiedereinsteiger von erfahrenen Läufern zurückgreifen. Vielleicht hilft mir auch die passende Musik dabei, in einen guten Laufrhythmus und eine Wohlfühl-Stimmung zu kommen?
>
> Oder ich hole mir Unterstützung an meine Seite. Wenn ich also z. B. zwei Mal in der Woche Walken oder Joggen gehen möchte, werde ich das wahrscheinlicher tun, wenn meine Nachbarin an den vereinbarten Tagen vor meiner Türe steht, um mich abzuholen. Ganz allein würde ich vielleicht gute Gründe finden, warum es heute nicht so günstig ist, mich auf den Weg zu machen. Dahingegen die bereits getroffene Vereinbarung mit meiner Begleitung abzusagen, fällt sicherlich nicht ganz so leicht. Und zudem macht das Laufen in Begleitung und in Verbindung mit guten Gesprächen gleich viel mehr Freude.

Mir selbst eine gute Begleitung sein
Zentral für den Erfolg meiner Selbstentwicklung ist es, dass ich an mein Gelingen glaube und dieses positiv begleite und unterstütze. Das bedeutet, dass ich meine inneren Dialoge, die ganz normal in jedem von uns stattfinden, positiv gestalte. Ich darf mich also immer wieder selbst bestärken, dass ich auf

einem guten Weg bin: „Gut gemacht! Weiter so!". Ich darf mich bei Rückschlägen tröstend in den Arm nehmen und auftretende Fehler als wichtigen Teil des Weges annehmen: „Ich bin wertvoll mit all meinen Fehlern!". Ich darf geduldig mit mir selbst sein, wenn es nicht so schnell und geradlinig vorangeht, wie ich es mir wünsche: „Ich bin geduldig und voller Zuversicht". Und ich darf meine Erfolge anerkennen und mich dafür loben und belohnen: „Ich bin voller Kraft!" oder „Ich genieße meinen Erfolg!". Mit dieser Begleitung werde ich mir meine Aufgaben selbst immer wieder zutrauen, ich werde an meinen Erfolg glauben und so in einem bewussten Akt der Selbstermächtigung meine volle Kraft entfalten können. So werde ich mit großer Selbstwertschätzung die Diamanten in mir entdecken und zum Glänzen bringen.

Die folgende Übung lädt dazu ein, ein eigenes Selbstentwicklungsprojekt anzugehen. Hier kann eine Unzufriedenheit mit dem eigenen Verhalten in bestimmten Situationen als Anlass dafür genommen werden, sich dieses genauer anzuschauen. Dabei kann Verständnis dafür entwickelt werden, welche Funktion das eigene Verhalten dafür hat, diese Situationen zu bewältigen. Vor diesem Hintergrund können gewünschte Veränderungen angedacht und ein neues Muster des Gelingens kreiert werden.

2.5 Übung: Mein Muster des Gelingens

Diese Übung hilft dabei, alte, nicht mehr nützliche Gewohnheiten zu identifizieren und durch neue, positive Verhaltensweisen zu ersetzen. Dabei wird auch auf die guten Abweichungen zurückgegriffen, die heute bereits zu mehr Zufriedenheit und Wohlbefinden beitragen.

Nimm dir für diese Übung etwas Ruhe und Zeit. Suche einen ungestörten Ort auf und lege dir etwas zum Schreiben bereit.

1. **Reflexion über alte Gewohnheiten**
   Denke über eine bestimmte Gewohnheit nach, die dich unzufrieden macht und die du gerne loslassen möchtest. Oft erkennst du diese an wiederkehrenden Situationen, die dich unzufrieden machen und die dich auch im Nachhinein noch beschäftigen. Schreibe diese Gewohnheit auf und beantworte die folgenden Fragen:

   - Wann und in welchen Situationen tritt diese Gewohnheit auf?
   - Was sind die Auslöser für diese Gewohnheit?
   - Welche negativen Auswirkungen hat diese Gewohnheit auf dich und dein Leben?

Bemühe dich darum, dich und dein Verhalten nicht zu verurteilen, sondern versuche zu verstehen, wie es dazu kommt und welche Funktion diese Gewohnheit für dich hat.

2. **Identifikation von guten Abweichungen**
   Überlege dir jetzt Situationen, in denen du nicht in dieses alte Muster gefallen bist. Suche also nach guten Ausnahmen von der Regel. Schreibe diese bereits hilfreichen Abweichungen auf und überlege:

   - Was war in diesen Momenten anders?
   - Was hast du da Hilfreiches gemacht?
   - Welche Strategien oder Verhaltensweisen haben dir geholfen, die alte Gewohnheit zu umgehen?
   - Wie hast du dich gefühlt, als du diese positiven Abweichungen erleben durftest?

3. **Mein neues Muster des Gelingens**
   Jetzt richte deinen Blick darauf, wie du dein Anliegen beim nächsten Mal auf bessere Art und Weise erreichen könntest. Formuliere eine neue, positive Gewohnheit, die du anstelle der alten Gewohnheit entwickeln möchtest. Schreibe diese neue Gewohnheit auf und beantworte:

   - Was machst du zukünftig ganz konkret anders?
   - Wie fühlt es sich an, diese neue Gewohnheit zu leben?
   - Welche positiven Auswirkungen erwartest du, wenn diese neue Gewohnheit in deinem Leben Einzug nimmt?
   - In welchen kleinen, erreichbaren Schritten kannst du diese Gewohnheit in deinem Alltag etablieren?
   - Womit kannst du deine neuen Schritte unterstützen und begleiten?

Nimm dir noch einen Moment Zeit, um dir vorzustellen, wie dein Leben aussieht, wenn du die neue Gewohnheit erfolgreich in deinen Alltag integriert hast. Stelle dir die positiven Veränderungen, die sich daraus ergeben, so lebhaft wie möglich vor und spüre, wie gut sich das anfühlen wird. Und dann sei bei der Umsetzung geduldig mit dir selbst. Der Aufbau neuer Gewohnheiten braucht Zeit. Dabei wird jeder neue Versuch schon ein bisschen leichter gehen und dieser zunächst ungewohnte Weg nach und nach zu deiner neuen, vertrauten, guten Gewohnheit werden.

> **Fragen zur Selbstreflexion dieses Kapitels**
> - Welche inneren guten Entwicklungen und neuen Wege möchte ich in meinem Leben angehen?
> - Welche Bedingungen schaffe ich, damit mein Wachstum gelingt?
> - Für welche meiner Bedürfnisse möchte ich mich zukünftig besser einsetzen?

Literatur

Ahrens, O., Bauer, E.-M., & Stachel, C. (2017). Konfliktbewältigung in Unternehmen – Handwerkszeug für Führungskräfte. *Konfliktdynamik, 6*(3), 194–203. https://doi.org/10.21706/kd-6-3-194

Deci, E. L., & Ryan, R. M. (2000). The "what" and "why" of goal pursuits: human needs and the self-determination of behavior. *Psychological Inquiry, 11*(4), 227–268. https://doi.org/10.1207/S15327965PLI1104_01

Erickson, M. H., & Rossi, E. L. (1981). *Hypnotherapie. Aufbau, Beispiele, Forschungen*. Pfeiffer.

Hüther, G. (2018). *Biologie der Angst: Wie aus Stress Gefühle werden* (13., unveränd. Aufl.). Vandenhoeck & Ruprecht.

Milek, A., Butler, E. A., Tackman, A. M., Kaplan, D. M., Raison, C. L., Sbarra, D. A., Vazire, S., & Mehl, M. R. (2018). "Eavesdropping on happiness" revisited: A pooled, multisample replication of the association between life satisfaction and observed daily conversation quantity and quality. *Psychological Science, 29*(9), 1451–1462. https://doi.org/10.1177/0956797618774252

Rogers, C. R. (1995). *On becoming a person: A therapist's view of psychotherapy* (2. Aufl.). Mariner Books.

Satir, V. (2001). *Mein Weg zu dir: Kontakt finden und Vertrauen gewinnen* (11. Aufl.). Kösel.

Satir, V., Banmen, J., Gerber, J., & Gomori, M. (2011). *Das Satir-Modell: Familientherapie und ihre Erweiterung* (4. Aufl.). Junfermann Verlag.

Schmidt, G. (2011). *Einführung in die hypnosystemische Therapie und Beratung*. Carl-Auer.

Schumacher, S. (2024). *Die Psychologie des Waldes: Selbsterkenntnis, Neuorientierung und innerer Frieden durch Waldcoaching* (1. Aufl., Originalausgabe). Kailash.

de Shazer, S. (2006). *Das Spiel mit Unterschieden: Wie therapeutische Lösungen lösen* (5. Aufl.). Carl-Auer-Systeme Verlag.

Smolka, H.-M., & Turecek, K. (2018). *Zum Glück mit Hirn. Ein verlockendes Angebot für Glücksskeptiker*. Springer.

3

Ich mache mir meine Welt, wie sie mir gefällt

> **》** Ich entscheide mich ganz bewusst für das, was nährt und stärkt.

Fokusfragen für dieses Kapitel
- Wie nehme ich das gut in den Blick, was mir hilft und mich unterstützt?
- Wie kann ich auch in herausfordernden Situationen die positiven Möglichkeiten entdecken?
- Wie kann ich im Nebel Lichter der Hoffnung aufblitzen lassen?

3.1 Meine Aufmerksamkeit lenken

Über die Qualität der Aufmerksamkeit, die ich mir selbst, den Menschen in meiner Umgebung und meiner Umwelt schenke, habe ich einen großen Einfluss auf meine aktuelle Zufriedenheit und mein Wohlbefinden. Wie wir noch sehen werden, hat unser Gehirn die Wahrnehmung von Gefahren im Alltag mit dem Ziel des Überlebens automatisiert. Anders ist das bei positiven Eindrücken und Erfahrungen. Hier ist es erforderlich, unsere Aufmerksamkeit ganz gezielt und bewusst auf sie zu richten, um sie in unserem Leben wirksam werden zu lassen.

Denn der Fokus meiner Aufmerksamkeit beeinflusst mein Blickfeld. Mein Gehirn trifft nämlich ständig eine Vorauswahl aus all den Eindrücken, die mich umgeben: Was ist wichtig? Was wird an mein Bewusstsein weitergeleitet? Was lasse ich außen vor? Dabei wird der Blick auf die Welt von meinen Interessen und Erwartungen beeinflusst. Ich sehe das, was ich sehen will. Folglich sehe ich auch mehr Positives, wenn ich mich besonders dafür interessiere.

Meine Aufmerksamkeit ist also vergleichbar mit dem Lichtkegel einer Taschenlampe in einem dunklen Raum. Auch die Taschenlampe erleuchtet nur einen kleinen Teil der Dunkelheit und macht diesen für mich sichtbar. So kann auch ich ganz bewusst entscheiden, ob ich den Fokus meiner Aufmerksamkeit in die dunkle, staubige Ecke mit den Spinnenweben richte oder auf das schöne Landschaftsbild an der Wand. Ich muss mich also nicht einem Leben aussetzen, dass mich unzufrieden macht, mich stresst oder langweilt. Ich kann mich entscheiden, meinen Blick auf das viele Gute zu richten, das es neben den Schwierigkeiten und Gefahren in jedem Leben auch gibt. So kann ich mögliche Störenfriede bewusst in den Hintergrund treten lassen.

Über diese gezielte Lenkung meiner Aufmerksamkeit auf das Stärkende und Hilfreiche darf ich mir vor allem dann Gedanken machen, wenn mir meine aktuelle Sicht auf mich und mein Leben nicht guttut. Denn ich kann mir meine gute Wirklichkeit selbst aktiv gestalten, indem ich meine Aufmerksamkeit auf das richte, was mich nährt und stärkt (Schmidt, 2011). Hier hat die gezielte und selbstgesteuerte Ausrichtung meiner Aufmerksamkeit eine große Wirkkraft. Denn ich entscheide selbst, worauf ich schaue. Dabei kann ich mich auf das Gute genau in diesem Augenblick konzentrieren. Und ich kann mit Blick auf meine zukünftige gute Lebenssituation das Positive in meinen Fokus rücken. Dabei entwerfe ich die Vision von meiner guten Zukunft ab heute. Je bildlicher und detaillierter ich mir meine gewünschte Zukunft in meiner Vorstellung ausgestalte, desto besser kann ich sie in meinem Leben Wirklichkeit werden lassen. So wie günstige Winde, die ich besonders dann gut nutzen kann, wenn ich mein ersehntes Ziel klar vor Augen habe. Wenn ich also ganz konkrete Ideen davon habe, was ich mir für mein Leben wünsche, werden auch kleine Anzeichen davon immer wieder in den Fokus meiner Aufmerksamkeit gelangen. Und so kann ich dieses Hilfreiche in meinem Alltag immer stärker wirksam werden lassen.

Auch ein bewusster Umgang mit unerfreulichen Erfahrungen in meinem Leben kann hier unterstützen. Denn viele davon sind an sich häufig eher flüchtiger Natur. So ist z. B. der Autofahrer, der mir gerade die Vorfahrt genommen hat, im nächsten Augenblick schon um die Ecke verschwunden. Auch wenn ich mich über seine Rücksichtslosigkeit ärgere, macht es Sinn, diesen Ärger schnell wieder gehen zu lassen. Ich vermiese nur mir selbst den Tag, wenn ich mich damit länger als einen Augenblick beschäftige. Und bestimmt kann ich im nächsten Moment schon wieder etwas Positives in meinem Umfeld entdecken und so den guten Gefühlen in mir wieder Raum verschaffen. Um aktuelle Unerfreulichkeiten zu relativieren, hilft es, dass ich mir kurz überlege, welchen Einfluss diese auf mein weiteres Leben haben werden.

Werde ich mich in einer Woche noch daran erinnern? Wird in einem Jahr etwas anders sein durch das, was ich gerade erlebe? Oder wird diese Situation vielleicht sogar eine sein, auf die ich nach einiger Zeit mit einem Schmunzeln zurückblicken werde? Wenn ich das als wahrscheinlich einschätze, dann lohnt es sich nicht, mich jetzt weiter darüber zu ärgern.

Meine bewusste, interessensgeleitete Wahrnehmung führt also dazu, dass ich das, was in meinem Leben gerade wichtig ist, auch verstärkt wahrnehme. So nehmen Paare mit Kinderwunsch mehr Schwangere und Babys wahr und Liebhaber von Rennwagen mehr entsprechende Autos. Das bedeutet dann eben auch, dass Menschen, die Probleme in den Fokus ihrer Aufmerksamkeit nehmen, auch vermehrt schwierige, unerfreuliche oder konflikthafte Aspekte in ihrem Alltag entdecken werden.

> **Beispiel**
>
> *Aufmerksamkeitsfokus*: Ich kann bei jedem Konzertbesuch darauf warten, dass einem Musiker eine Unsauberkeit oder ein Fehler unterläuft. Es wird kaum eine Aufführung geben, in der ich nicht fündig werde. Dieser kritische Blick kann meine ganze Sicht auf die zumeist wunderschöne Musik trüben und wird sicherlich auch meinen Genuss schmälern. Wenn ich dagegen mit positivem Fokus im Konzert sitze, dann werde ich durch Offenheit und Interesse zu meinem schönen Konzerterlebnis beitragen. Dann lasse ich meine Freude auch von kleinen Unsauberkeiten nicht trüben und schätze das Engagement der Musizierenden. So genieße ich die Aufführung und nutze sie als Möglichkeit, in die Welt der Musik einzutauchen und erfüllende Momente zu erleben.

Und auch wenn eine einzelne als negativ wahrgenommene Situation wenig tatsächliche Bedeutung für mein Leben hat, werde ich mit dem Fokus auf das Negative wie mit einer dunklen Brille durch meinen Alltag gehen. Dann suche ich in allem eher das Schwierige und die Probleme. Und werde diese folglich auch mit größerer Wahrscheinlichkeit entdecken. Das bedeutet andersherum aber auch, dass ich mehr Positives und Stärkendes in meinem Alltag wahrnehmen werde, wenn ich meinen Fokus immer wieder ganz bewusst entsprechend ausrichte. Je mehr ich also meine Aufmerksamkeit auf Erfreuliches und die Schönheit meiner Umgebung lenke, desto mehr werde ich davon auch entdecken können.

Hier und Jetzt gestalten

Es macht keinen Sinn, auf ein besseres Leben nach der aktuellen Lebensphase, also z. B. der Schulzeit, dem Kleinkindalter der eigenen Kinder oder dem Berufsleben, zu warten. Wie oft hören wir: Das mache ich dann im Urlaub oder gar im Ruhestand, wenn ich viel Zeit habe. Indem wir unser großes Glück auf später vertagen, verpassen wir die vielen kleinen Glücksmomente, die wir an jedem Tag unseres Lebens entdecken könnten. Tatsächlich beginnen viele Menschen dann intensiver zu leben, wenn das Lebensende ihnen durch einschneidende Erlebnisse oder die Diagnose einer unheilbaren Krankheit bewusster geworden ist (Coelho, 2017). Darauf sollten wir aber nicht warten. Denn der ideale Tag für den herbeigesehnten Beginn meines zufriedenen und guten Lebens wird von allein nicht um die Ecke kommen. Der ideale Tag dafür ist heute, wenn ich ihn heute dazu mache. Und am glücklichsten sind wir Menschen sowieso dann, wenn wir mit unserer Aufmerksamkeit im Hier und Jetzt sind. Ich habe also jeden Tag die Möglichkeit, ihn zu einem guten in meinem Leben zu machen, indem ich kleine Glücksmomente in meinen Alltag bringe. Ich kann mich draußen umschauen und Schönes in meiner Umgebung entdecken. Ich kann in kleinen Alltagsbegegnungen freundlich auf einen Mitmenschen zugehen und erleben, wie uns das beide erfreut. Oder ich rufe die Erinnerung an ein schönes Erlebnis, eine erfreuliche Begegnung oder ein inspirierendes Gespräch in mir wach. Wie wir gleich sehen werden, kann ich mit einer guten inneren Vorstellung auch meine aktuelle Stimmung heben.

So kann ich immer wieder im Hier und Jetzt auch im ganz gewöhnlichen Alltag Besonderes und mich Erfreuendes entdecken. Ich muss also nicht auf eine spätere günstige Gelegenheit warten, sondern kann mein heutiges Leben Tag für Tag entsprechend dem gestalten, was mir wichtig ist und mich erfüllt. Für eine zufriedene Gegenwart darf ich den gesunden Umgang mit Genuss und Sinnlichkeit täglich pflegen. So wird mein Alltag immer wieder auch meinen Bedürfnissen entsprechen. Und wenn diese erfüllt sind, dann fühle ich mich gut.

Positive Vorstellungen und Erlebnisse schaffen
Natürlich kann ich auch nicht jeden Tag lesend in der Hängematte genießen oder ständig wie im Urlaub schöne Wanderungen machen oder am Strand liegen. Trotzdem kann ich mir jeden Tag Momente des Wohlfühlens und des Zufriedenseins schaffen. Die Vorstellung eines Moments in der Hängematte am rauschenden Meer, mit sanfter Brise um die Nase, wirkt übrigens genauso entspannend wie tatsächlich dort zu schaukeln. Mein Gehirn unterscheidet nämlich nicht zwischen tatsächlicher und vorgestellter Erfahrung (Narbeshuber & Narbeshuber, 2019). Auch der Blick nach vorn auf ein großartiges anstehendes Ereignis wie ein Fest oder den nächsten Urlaub kann mich schon vorab in gute Stimmung versetzen. So löst die Vorstellung von etwas anstehendem Schönen eine ähnliche Ausschüttung des Glücksbotenstoffs Dopamin aus wie das tatsächliche Erleben dessen. Ich erlebe Vorfreude also vergleichbar mit der Freude über ein tatsächlich eingetretenes positives Ereignis. Und diese Vorfreude kann ich immer und überall in mir zum Klingen bringen. Ich kann mich also durch positive innere Vorstellungsbilder immer wieder mit Wohltuendem, Erleichterndem und Erheiterndem füllen. Und ich

kann auch auftauchende ängstliche oder beunruhigende Gedanken durch positive Erinnerungen oder schöne Vorstellungsbilder ersetzen. Das kann z. B. nach dem Erwachen aus einem bösen Traum oder bei auftauchenden Sorgen ohne berechtigten Anlass gut zur eigenen Beruhigung beitragen.

Von Zeit zu Zeit kann ich mir in meinem Alltag auch ganz bewusst Momente schaffen, die in mir die Leichtigkeit, Lebensfreude und Zufriedenheit nähren. Ich kann z. B. mit einem Buch in eine andere Welt eintauchen oder Musik hören, die mich in gute Stimmung bringt. Eine schöne Möglichkeit, mir den Alltag zu versüßen, kann auch darin bestehen, mich einfach mal einen Tag zu Hause so zu verhalten, als wäre ich im Urlaub: Ich schlafe aus, frühstücke lecker und ausgiebig, mache mit interessiertem Blick einen Spaziergang oder besuche ein Museum. Oft sind die als unbeschwert erlebten Dinge auch solche, die wir als Kinder immer wieder aus Neugier und Verbundenheit mit der Welt heraus gemacht haben. Wir können an Blumen riechen, barfuß laufen, durch Pfützen springen, zu lauter Musik tanzen oder Wolkentiere beobachten. Wer mag, kann sich jetzt gleich mal überlegen, an welches positive Kindheitsgefühl mal wieder angeknüpft werden könnte. Was mache ich konkret, um mich mal wieder ganz leicht und unbeschwert zu fühlen? Und vielleicht kann ich dabei die eine oder andere Regel, die ich mir in meinem Leben selbst auferlegt habe, einfach mal für ein paar Momente vergessen. Und mir endlich mal wieder ein kleines erfüllendes Abenteuer verschaffen. Was regt sich in mir, wenn ich den Geruch des Waldes einatme, dem Gurgeln des Baches lausche oder barfuß durch die taufrische Wiese laufe?

3.2 Der Macht negativer Eindrücke entgegenwirken

Wir Menschen haben aus unserer Entwicklungsgeschichte mitbekommen, dass wir eine Tendenz zum Sehen und Abspeichern möglicher Bedrohungen haben und somit das Schlechte quasi automatisch stärker auf uns wirkt als das Gute (Baumeister & Tierney, 2020). Das macht aus Sicht der Evolution und des gefährlichen Lebens unserer Vorfahren in der Urzeit auch Sinn. Schließlich konnte damals zu jeder Zeit ein hungriger Säbelzahntiger aus dem Gebüsch brechen oder es konnten die Krieger eines befeindeten Stammes über unsere Sippe herfallen. In diesen früheren Zeiten war es also wesentlich hilfreicher, einen harmlosen Stock versehentlich für eine Schlange zu halten als andersherum. Unsere Vorfahren haben genau dadurch überlebt, dass ihre Aufmerksamkeit und ihr Gedächtnis wie ein Klettverschluss für bedrohliche Eindrücke fungiert haben. Aus der Flut von Sinneseindrücken wurden vor allem potenzielle Gefahren als überlebensnotwendige Informationen an unser

Bewusstsein weitergeleitet. Und wären unsere Vorfahren nicht so gut darin gewesen, ständig mit diesen lauernden Gefahren zu rechnen und dann blitzschnell und angemessen darauf zu reagieren, hätten sie sich in der Evolution nicht so erfolgreich durchgesetzt (Hüther, 2018).

Gefahren relativieren
Nur benötigen wir unser ausgeprägtes Gespür für Alarmsituationen und die automatisierte Reaktion darauf heute nicht mehr in dem Maß wie früher. Unser Alltag ist zum Glück nicht mehr ein täglicher Kampf ums Überleben. Trotzdem laufen die früheren automatischen Verhaltensmuster noch immer in uns ab. Bei der Wahrnehmung von Gefahr aktiviert unser somatisches System bis heute über die Amygdala (unsere Alarmzentrale im limbischen System) blitzschnell alles, was im Kampf ums Überleben notwendig ist (Narbeshuber & Narbeshuber, 2019). Dabei schlägt unser Nervensystem vehement Alarm, ohne die tatsächliche Bedrohlichkeit verschiedener Gefahrenquellen unterscheiden zu können. Denn diese bewusste Analyse und Bewertung durch unseren Verstand wäre bei unmittelbar drohender Gefahr viel zu langsam. Die Aktivierung geschieht also berechtigterweise bei der Wahrnehmung eines Lastwagens, der auf uns zurast, und wir springen instinktiv zurück. So löst aber eben genauso der vor uns liegende Stock ein automatisches Zurückschrecken in uns aus. Wir halten den Stock vorbewusst fälschlicherweise für eine Schlange – selbst wenn es in unseren Breiten gar keine gefährlichen Schlangen gibt. Die Alarmierung funktioniert in gleichem Maße sogar bei nur in unserer Vorstellung erdachten und ausschließlich gedanklich durchlebten Gefahrensituationen. Und da unsere Welt voll von möglichen Bedrohungen ist, haben wir hier viel Stoff für vorgestellte Schreckensszenarien. Auch wenn viele davon keinen unmittelbaren Einfluss auf unseren Alltag haben oder die Wahrscheinlichkeit für deren tatsächliches Eintreffen objektiv betrachtet oft sehr gering ist. Unser Geist ist trotzdem ausgiebig damit beschäftigt, diese anzudenken, und hält unseren Körper dadurch in ständiger Alarmbereitschaft. Und das macht uns auf Dauer krank. Wie können wir also unsere angeborenen Schutzfunktionen für Notfälle erhalten und gleichzeitig immer wieder die Kontrolle in unserem Kopf zurückgewinnen?

Mediale Einflüsse gezielt steuern
Beim achtsamen Umgang mit potenziellen Gefahren kann auch unsere Mediennutzung ein wichtiger Schlüssel sein. Durch unsere medial vernetzte Welt können wir pausenlos miterleben, wo überall auf der Welt schreckliche Dinge passieren und welche Gefahren uns zukünftig drohen könnten. Wir

sind dabei Informationen und Bildern ausgesetzt, die wir uns nicht gezielt aussuchen und die uns teils enorm verstören. Dabei informieren viele Medien uns vor allem über die Katastrophen, Probleme und Schwierigkeiten auf dieser Welt. Wie wir wissen, wirken diese Eindrücke stark auf uns und versetzen uns und unseren Körper in Stress und Alarmbereitschaft (Schmidt, 2017). Das passiert auch, wenn der aufregende oder belastende Eindruck uns „nur" in Form einer medialen Information erreicht. Wie können wir damit also bewusst so umgehen, dass wir uns von der Flut an Schreckensmeldungen nicht selbst in Angst und Schrecken versetzen lassen?

Der Autorin geht es hier keinesfalls darum, die Augen vor der Realität zu verschließen oder ein Desinteresse gegenüber den Geschehnissen an anderen Orten zu entwickeln. Ich selbst kann sehr gut mit Menschen in betroffenen Krisengebieten mitfühlen und mich diesen nahe fühlen, auch ohne Bilder oder Videos von deren erlebten Traumata mitanzuschauen. Ich halte es für enorm wichtig, die Nachrichten und vor allem Bilder, die ich auf mich einwirken lasse, gezielt auszusuchen. Bei der eigenen Mediennutzung sollte jeder von uns sich also aktiv fragen, wie viel Information er oder sie braucht, um sich auf dem aktuellen Stand zu fühlen. Vor welchen Eindrücken oder welcher Art von Berichterstattung möchten wir uns gezielt schützen, weil sie in uns Verletzungen oder gar Entsetzen hervorrufen? Tut es uns z. B. gut, uns kurz vor dem Einschlafen noch die Weltnachrichten mit Informationen über Anschläge, Kriege und Umweltkatastrophen anzuschauen? Wenn nicht, dann dürfen wir unsere Mediennutzung hier im Sinne der Selbstfürsorge überdenken und anpassen. Worauf können wir unser Erleben also richten, sodass wir in uns immer wieder einen Lösungs- statt eines Problemfokus erzeugen?

Auch bei der Wahl der Filme, die wir uns anschauen, können wir einen wichtigen steuernden Einfluss nehmen. Welche Wirkung haben viel Spannung und Aufregung, womöglich das Miterleben von – wenn auch fiktiver – so doch roher Gewalt auf uns? Fühlen wir uns nach solch einem Film positiv gefüllt und gestärkt? Falls nicht, können wir überlegen, ob wir uns zum Abbau unserer inneren Spannungen ganz gezielt lieber ruhige, märchenhafte, romantische oder humorvolle Filme auswählen möchten. Das Anschauen von Gute-Laune-Filmen kann viele von uns in bessere Stimmung versetzen und hat eine beruhigende Wirkung auf uns und unseren Organismus. An dieser Stelle kann jede und jeder für sich selbst überlegen, welche Art von Filmen einem selbst wirklich guttun und das eigene Wohlfühlen verbessern. Und wie die Mediennutzung insgesamt zukünftig gezielter auf das eigene Wohlbefinden abgestimmt werden kann. Was können wir hier ab heute verändern, um uns bewusst besser zu begleiten?

3.3 Stimmung und innere Klarheit fördern

Heute benötigen wir neben unserem blitzschnellen Bauchgefühl in Form unserer Instinkte vor allem unseren wachen und klaren Verstand. Dieser erlaubt uns Menschen das Meistern komplexer Situationen. Unser Verstand ist in unserem Großhirn angesiedelt und umfasst typisch menschliche Denkleistungen wie mathematisches Denken, sprachliche Fähigkeiten, das Schmieden von Plänen und die Analyse kniffliger Probleme. Die Großhirnrinde als stammesgeschichtlich jüngster Teil unseres Gehirns funktioniert am besten in einem ausgeruhten Zustand. Um immer wieder konzentrationsfähig zu sein, brauchen wir also Phasen der Erholung und Regeneration.

Für klaren Fokus sorgen
In bewegten Zeiten unseres Lebens ist ein guter Umgang mit der Vielzahl an Reizen aus unserer Umgebung wichtig. Dabei nimmt in angespannten Zeiten auch die Anzahl der Reize aus unserem Inneren zu. Unser Gehirn ist dann ganz ordentlich damit gefordert, zu filtern, welche Reize so wichtig sind, dass sie eine Reaktion erfordern, und welche als irrelevant übergangen oder aussortiert werden können. Ab einem gewissen Punkt kann die Vielzahl neuer Reize hier zur Überreizung und Überlastung unserer Filterfunktionen führen (Korte, 2023). Denn unser Bewusstsein hat nur eine begrenzte Kapazität. Und auch wenn wir häufig mehrere Dinge auf einmal tun, ist es ein Irrglaube, dass unser Gehirn für Multitasking gut geeignet ist (Smolka & Turecek, 2018). Kein Gehirn kann sich mit voller Aufmerksamkeit auf mehrere Dinge gleichzeitig konzentrieren, die nicht automatisiert ablaufen, sondern mentale Kapazität beanspruchen. Im Gegenteil kostet das schnelle Hin- und Herschalten zwischen verschiedenen Inhalten uns zusätzliche Aufmerksamkeit. Stellen wir unser Gehirn immer wieder vor diese anspruchsvolle Aufgabe, fordern wir es damit stark. Dann werden unser Denken und unsere Konzentration immer langsamer, oberflächlicher und fehleranfälliger.

Viel leistungsfähiger und erfolgreicher bei unserer Aufgabenbewältigung sind wir also, wenn wir für Fokus auf die eine, gerade priorisiert zu bearbeitende Aufgabe sorgen. Dabei hilft es unserem immer auf Empfang gestellten Gehirn, wenn wir es vor möglichen Ablenkungen gezielt schützen. Wenn wir uns auf eine wichtige Aufgabe gut konzentrieren möchten, dann ist also das Handy auf lautlos, das Mailprogramm geschlossen und es läuft keine Musik. Und wenn wir unserem Geist dann Erholung gönnen möchten, stellen wir unsere Lieblingsmusik auf laut, hören einfach nur zu oder bewegen uns und verschaffen uns dadurch einen körperlichen Ausgleich. Dann ist unser Fokus ganz auf unser Wohlfühlen gerichtet.

Es darf also jede und jeder von uns immer wieder ausprobieren und herausfinden, welche Reize gerade zu viel, welche Eintönigkeit zu wenig und welche Konzentrations- oder Genussmomente genau richtig sind. Wir entscheiden also immer wieder ganz bewusst, welchen Eindrücken in unserem Leben wir unsere Aufmerksamkeit schenken. Und dabei gibt uns der aufmerksame Fokus auf uns selbst Rückmeldungen dazu, wie viel oder wenig uns gerade wirklich guttut.

Ruhemomente schaffen
Was unseren Geist und unseren Körper nämlich nachhaltig schwächt, ist eine Daueralarmierung. Wenn wir uns also ständig unter Druck und getrieben fühlen, wenn wir immer das Gefühl haben, noch nicht genug getan zu haben, und der Berg, den wir noch zu erledigen haben, uns fast schon in Panik versetzt, dann finden wir keine Ruhemomente mehr und haben dadurch auch keine Möglichkeiten zur Regeneration. Dann kann auch unser sonst so flexibler und kreativer Verstand nicht mehr gut arbeiten. So wird Stress heute oft chronisch, und unsere Amygdala, die als Alarmzentrale für Sprints zum Überleben gemacht ist, wird zur Marathonläuferin. Und das treibt uns und unseren Körper auf Dauer in die Erschöpfung (Hüther, 2018). Denn einen Marathon kann kein normaler Mensch im Sprinttempo durchhalten.

Ich darf meine wachen Sinne also immer wieder auch zur Ruhe bringen. Und mich eine Zeit lang treiben zu lassen, bedeutet auch nicht, dass ich dann nicht produktiv bin. Mußestunden bedeuten nicht Nichtstun, sondern die Freiheit zu tun, was ich jetzt gerade gerne tun möchte. Das bewusste Gestalten zweckfreier Zeiten, in denen ich Dinge aus purer Freude tue, ist eine Wohltat für Körper und Geist. Denn genau dann, wenn ich mich immer wieder auch entspanne und regeneriere, kann ich auftauchende Schwierigkeiten als zu bewältigende Herausforderungen sehen und aktiv angehen. Und das geht dann besonders gut, wenn ich mich innerlich zuversichtlich und körperlich kraftvoll fühle.

Alle Zugänge für gute Ausrichtung nutzen
Trotzdem wird mein durch einen Reiz alarmiertes Unterbewusstsein von Zeit zu Zeit doch wieder eine Gefahr signalisieren, wo bei genauem Hinsehen gar keine ist. Oder ich möchte eine tatsächliche Unerfreulichkeit, die ich im Moment aber nicht beseitigen kann, für einige Zeit in den Hintergrund meiner Aufmerksamkeit treten lassen. Dann ist es gut, wenn mir Strategien zur Verfügung stehen, um mich zu beruhigen und mir wieder innere Sicherheit und geistige Klarheit zurückzugeben. Dabei haben wir vielfältige Möglichkeiten, um durch die Kraft unserer Vorstellung oder über verschiedene Sinneszugänge unsere Stimmung und unser Denken positiv zu beeinflussen.

So kann ich beispielsweise die Kraft der Imagination nutzen und mich vor meinem inneren Auge ganz bewusst in eine schöne Situation versetzen. Ich male mir diese dabei so genau wie möglich aus: Was genau mache ich da, wo es mir gut geht? Was sehe ich um mich herum? Welche Geräusche kann ich hören? Wie fühle ich mich? Und über dieses positive Hineindenken in eine wohltuende Situation bringe ich auch mein Unterbewusstsein auf einen guten, wohltuenden Weg. Denn wie wir schon wissen, aktiviert unser Gehirn auch bei der Vorstellung positiver Szenarien ähnliche neuronale Muster wie in der tatsächlich erlebten Situation. Dabei nimmt unser Stresserleben ab, wir entspannen uns und versetzen uns in einen Zustand der Ruhe. So kann geistige Klarheit wieder viel besser entstehen als in einem alarmierten inneren Zustand.

Auch über das Wiedererleben guter Erinnerungen können wir unsere Stimmung positiv beeinflussen. So löst der gedankliche Rückblick auf sorglose und glückliche Zeiten positive Emotionen wie Fröhlichkeit, Optimismus und Selbstsicherheit aus. Auf diese Weise macht das Denken an gute vergangene Erlebnisse uns zufriedener mit unserem gegenwärtigen Leben und sogar optimistischer in Bezug auf unsere Zukunft (Baumeister & Tierney, 2020). Und das Positive ist, dass wir glückliche Erinnerungen jederzeit in uns tragen, auch wenn in unserem Alltag gerade wenig Stärkendes und Belohnendes geschieht. Wir können uns also jederzeit dank unserer guten Erinnerungen zumindest kurz wieder so gut fühlen wie damals.

Die Vorfreude auf ein anstehendes Erlebnis kann unsere aktuelle Stimmung ebenso heben. Erinnern wir uns an dieser Stelle nochmals daran, dass unser Gehirn bereits beim Denken an einen noch anstehenden schönen Moment den chemischen Botenstoff Dopamin ausschüttet. So kann ich z. B. die Vorfreude auf eine anstehende Reise genießen, auch wenn der nächste Urlaub noch weit entfernt scheint. Ich kann mich über schöne Orte und Sehenswürdigkeiten informieren, mir dazu Bilder anschauen und meine Route planen. Dabei suche ich mir Orte aus, die ich später gerne erleben möchte und hole mir etwas von dem zukünftig erwarteten Wohlgefühl in meine jetzt erlebte Gegenwart.

Auch Gerüche spielen für unser Wohlbefinden eine besonders wichtige Rolle. Denn die Sinneswahrnehmung Riechen kann unmittelbar auf unsere Gefühle einwirken (Hatt & Dee, 2008). Besonders gut lassen sich vergangene Gefühle nämlich über Gerüche ansteuern, die mit dem früheren Erleben verbunden sind . Das liegt daran, dass unser Geruchssinn direkt mit dem limbischen System, also dem Bereich unseres Gehirns für die Verarbeitung von Emotionen und eben auch der Bildung von Erinnerungen, verbunden ist. So speichert unser Gehirn relevante Gerüche und lässt uns auch nach langer Zeit vergessen geglaubte Erinnerungen wiedererleben. Ob wir den Geruch als gut oder schlecht empfinden, hängt dann damit zusammen, ob unser Gehirn diesen mit einer unangenehmen oder einer angenehmen früheren Situation verknüpft hat. Unsere Geruchsvorlieben können also individuell sehr verschieden sein. Dabei können wir beim Riechen des vertrauten Geruchs ein wohliges Gefühl sogar schon spüren, wenn unser Kopf noch gar nicht verstanden hat, mit welchen positiven Assoziationen wir diesen Geruch verbinden. Was wir früher in zufriedenem Zustand gerochen haben, prägt sich nämlich nach und nach in unserem Geruchsgedächtnis ein. Und so kann später der Duft allein das gute Gefühl in uns auslösen.

> **Beispiel**
>
> *Geruchsgedächtnis:* Ich persönlich erlebe das beim Geruch nach altem Keller, was sicherlich nicht für jeden von uns in gleichem Maße gute Erinnerungen und Gefühle hervorruft. Ich verbinde diesen Geruch mit dem reich gefüllten Keller unserer Oma, in dem wir uns bei jedem Besuch so viele Marmeladen und eingemachtes Obst aussuchen durften, wie wir wollten. Und obwohl unsere Oma schon seit vielen Jahren tot ist, löst der erdige Kellergeruch in mir bis heute zuverlässig ein Gefühl meiner kindlichen Freude und Geborgenheit aus.

Auch Musik kann bei vielen von uns eine starke Wirkung auf unsere Stimmung haben. Das kann ich gezielt nutzen, um positive Gefühle zu fördern. So kann ich mich mithilfe von kraftvoller Musik aktivieren und motivieren oder mit einem ruhigen Song Stress abbauen und entspannen. Toll ist es, wenn ich für verschiedene Anlässe von mir selbst zusammengestellte Playlists mit passenden Lieblingsliedern habe, die ich je nach verfolgtem Ziel anhören kann. Ich kann ausprobieren, mit welchen Musikstücken ich meine Stimmung auf eine bestimmte Art hilfreich beeinflussen kann: Welches Lied hilft mir dabei, zur Ruhe zu kommen und mich selbst zu spüren? Welches Stück gibt mir neue Zuversicht und Hoffnung? Mit welchem Song kann ich meinen Energielevel heben und mich motivieren?

Und sogar die Farben, mit denen wir uns umgeben, haben Einfluss auf unsere Stimmung (Buether, 2020). Warme, leuchtende Gelbtöne bringen buchstäblich Sonne in unseren Alltag und erzeugen so Freude und nähren unseren Optimismus. Grüntöne erinnern uns an die Natur und tragen zu Beruhigung, Harmonie und Ausgeglichenheit bei. Kraftvolle Rottöne können uns Mut und neue Energie geben. Und auch bei unseren Mitmenschen lösen wir positive Reaktionen aus, wenn wir an einem grauen, trüben Tag mit einem leuchtenden Kleid oder Hemd auftauchen. Wir können uns also ganz gezielt überlegen, mit welchen Farben wir uns umgeben möchten. Wir können unsere Lebenswelt auch farblich so gestalten, dass wir uns in ihr wohl fühlen und uns immer wieder neu zum Positiven ausrichten. Dabei nutzen wir die Farbe von Möbeln, Bildern oder Kleidung ganz gezielt, um die Farben in unser Leben zu bringen, die uns und unserer Stimmung guttun.

Negative Gedanken umwandeln
Manchmal entsteht der Eindruck, dass einige Menschen schon so an ihren negativen Blick gewöhnt sind, dass sie gar nicht mitbekommen, welchen grauen Schleier sie über viele ihrer Wahrnehmungen legen. Anstatt die Sinne für schöne Erfahrungen und wohltuende Begegnungen offen zu halten, sind manche Menschen andauernd auf der Suche nach Fehlern, Problemen und Unannehmlichkeiten. Und wie wir beim Thema Aufmerksamkeit schon gesehen haben, werden sie das Negative dann umso mehr in ihrem Leben finden. Leider trüben negative Gedanken unsere Stimmung dann immer weiter, machen uns weniger motiviert und tatkräftig und schwächen unsere Selbstwirksamkeit. Schließlich können wir negative Entwicklungen immer auf die blöden anderen oder die schlechten äußeren Rahmenbedingungen schieben, anstatt uns selbst für Verbesserungen einsetzen zu müssen. Erinnern wir uns hier an das Beispiel des zu spät kommenden Freundes aus Kapitel zwei, bei dem die Übernahme von Verantwortung für die eigenen Gefühle eine hilfreiche Sicht ermöglicht hat.

Um negativen Gedanken weniger Raum in meinem Kopf zu geben, ist es also nötig, dass ich diese bei ihrem Auftauchen zuallererst mal bewusst wahrnehme. Ich kann dann also sagen: „Ah, hallo negative Brille, da bist du ja wieder, dich kenne ich doch!". Damit habe ich schon einen wichtigen Schritt in Richtung positiver Veränderung getan. Denn nun kann ich den negativen Gedanken hinterfragen und prüfen, was daran auf Tatsachen beruht. Und ich kann ganz gezielt nach objektiven Beweisen oder vielleicht sogar nach positiven Umdeutungen suchen. Denn in sehr vielen Situationen können wir auch Chancen, Wachstumsmomente und Lichtblicke entdecken. Und in wirklich jeder Situation kann uns ein gelingender positiver Blick wieder neu aufrichten und für deren Bewältigung stärken.

> **Beispiel**
>
> *Blick durch unterschiedliche Brillen:* Ein neu auftretendes gesundheitliches Problem kann ich mit negativer Brille als großes Unglück und Ungerechtigkeit empfinden. Ich kann darüber trauern, dass dieses gerade mir passiert. Und ich kann verzweifelt sein und mich der Krankheit ausgeliefert fühlen. Das wäre auch eine

> völlig normale und verständliche Reaktion. Vielen Menschen zieht eine unerfreuliche Diagnose erst mal regelrecht den Boden unter den Füßen weg. Nur wird mich dieser hilflose negative Blick weiter entkräften. Dabei brauche ich zum Umgang mit der neuen Herausforderung etwas anderes: den Glauben daran, dass ich wieder gesund werde oder zumindest die Möglichkeit habe, auch mit der Krankheit gut zu leben. Und ich benötige Zuversicht und die Überzeugung, dass ich meinen Zustand selbst positiv beeinflussen kann. Vielleicht dient die Diagnose mir als eine Art Weckruf, meinen aktuellen Lebensstil zu überdenken. Ich kann diese als Anlass nehmen, neue Gewohnheiten z. B. mit Blick auf meine Ernährung oder regelmäßige Bewegung zu etablieren, die mich gesundheitlich stärken. Auf jeden Fall werde ich durch ein aktives Annehmen und Angehen der neuen Situation besser aufgestellt sein und vielleicht sogar innerlich gestärkt aus dieser Lebensphase heraustreten.

In einer unerfreulichen Situation tauchen oft und verständlicherweise negative Gedankenmuster in mir auf. Um dem entgegenzuwirken, kann ich zunächst damit beginnen, meine Gedanken bewusst zu beobachten und nach möglichen positiven Umdeutungen Ausschau zu halten. Ich halte also inne und frage mich: „Gibt es auch positive Aspekte an genau dieser Situation? Was kann ich vielleicht lernen, wenn ich mich dieser Herausforderung stelle? Gibt es auch etwas, das sich dadurch für mich verbessern könnte?" Diese neue Sicht und positive Umformulierung helfen mir, viele Herausforderungen als Chance zur persönlichen Weiterentwicklung zu sehen. Durch diese Art der positiven Reflexion kann ich neue Perspektiven gewinnen, die mir Mut machen und mich wieder Hoffnung schöpfen lassen. So gelingt es mir, meine Sichtweise zum Hilfreichen hin zu verändern und mit mehr Optimismus und neuer Kraft an die Problemlösung heranzugehen.

Eine weitere Strategie kann es sein, mir zu verdeutlichen, dass andere Menschen mit noch viel größeren Herausforderungen und Bedrohungen umgehen müssen, als dies für mich aktuell der Fall ist. Das kann meine Sicht auf meine aktuelle Problemlage rasch relativieren. Oder ich kann mir das schlimmstmögliche Szenario für mein eigenes Leben vorstellen. Wenn ich z. B. beruflich und familiär komplett den Halt verlieren, obdachlos werden würde und künftig einsam unter einer Brücke leben müsste, dann wäre mein Leben ein täglicher Kampf, und das wäre wirklich furchtbar. Bei der Betrachtung dieses Szenarios kann ich mich dann fragen, wie wahrscheinlich es ist, dass dieser Fall tatsächlich eintritt und was ich alles aktuell schon tue und zukünftig tun kann, um das zu verhindern. Mit diesem Gedankenspiel werde ich feststellen, dass es doch noch ganz schön viele positive Aspekte in meinem Leben gibt, auf die ich gezielt Einfluss nehmen kann.

Wenn allerdings keine dieser Strategien greift und ich mich gar nicht von meinen trüben Gedanken lösen kann, dann ist es an der Zeit, mir Unterstützung an die Seite zu holen. Wenn ich meine Gedanken als Bedrohung wahrnehme und die Sorgen und Ängste zu groß werden, dann darf ich mich an vertraute Personen oder professionelle Begleitende wenden, um gemeinsam mit ihnen einen guten Weg für mich zu finden.

3.4 Meine Umgebung gut einrichten

Nicht nur in meinem Inneren, auch in meiner Umgebung kann ich mich für Bedingungen einsetzen, die mich und meine gute Ausrichtung unterstützen. Hier kann ich aus den Beziehungen, die ich führe, Stärkung und Unterstützung erhalten. Auch meine räumliche Umgebung kann ich so gestalten, dass ich mich in ihr wohl fühle.

Beziehungen bewusst gestalten
Manchmal stecke ich so in meinen trüben Gedanken oder im Problemkreisel, dass ich mich daraus allein nur schwer befreien kann. Hier sind unterstützende Freunde, Familienmitglieder oder Mentoren eine wichtige Anlaufstelle. Wenn mir das Entdecken von positiven Aspekten selbst mal nicht gelingt, dann kann ich ins Gespräch mit unterstützenden Menschen gehen. Ich suche also bewusst Kontakt zu Menschen, die mich in meiner Not verstehen können. Wir kennen alle das Sprichwort, dass geteiltes Leid schon halbes Leid ist. Über meine Sorgen und Ängste zu sprechen, ist oft eine große Entlastung und Erleichterung. Und manchmal fühlen sie sich, wenn sie ausgesprochen sind, schon nicht mehr ganz so bedrohlich und unbeherrschbar an.

Von wohlwollenden Personen kann ich wertvolles Feedback erhalten und meine eigene Perspektive auf mich und meine Umwelt durch andere Blickwinkel ergänzen. Das kann vor allem dann helfen, wenn mir selbst in bestimmten Situationen der Blick auf positive Aspekte nicht gut gelingt. Und in besonders schwierigen Lebenssituationen kann ich bei Personen, die mir nah und vertraut sind, Trost und Stütze finden. Auch wenn die anderen meine äußere Situation oft nicht ändern können, so hilft das Sprechen darüber und das In-den-Arm-genommen-Werden dabei, selbst besser mit meinem Unglück klarzukommen.

Wichtig ist, dass das Gespräch über meine Unzufriedenheit nicht in anhaltendem Klagen und Jammern endet. Damit kann ich mich nämlich in eine regelrechte Problemtrance führen (Gilligan, 2008). Dann suhle ich mich ausgiebig im Leid und wehre mich vielleicht sogar gegen alle Versuche der Verbesserung meiner schwierigen Situation. Um mich aus meinem Schwarzsehen zu befreien, ist es wichtig, dass ich aktiv einen Ausweg aus dem Jammertal suche. Und wenn ich mich nicht selbst am Schopf aus dem Sumpf ziehen kann, dann bitte ich andere darum, mit mir oder für mich nach Hoffnungsschimmern und positiven Aspekten und Möglichkeiten zu suchen.

In den Bereichen, in denen ich es mir aussuchen oder selbst gestalten kann, umgebe ich mich gezielt mit Menschen, die mich unterstützen und ermutigen, anstatt mit solchen, die mich kritisieren oder herabsetzen. Ich darf meine Beziehungen hier bewusst gestalten und immer mehr solche pflegen und aufsuchen, die mir guttun. So bekomme ich neue Inspiration oft in der Interaktion mit Menschen in meinem Umfeld. Hier kann ich mir Anregungen und Motivation für meine eigene gute Entwicklung holen. Dabei kann der Austausch über neue Ideen und Erfahrungen zu meinem persönlichen Wachstum beitragen.

Ordnung um mich herum schaffen
Ich kann meine innere Ordnung und Klarheit auch dadurch unterstützen, dass ich mich um eine wohltuende Ordnung in meiner Umgebung bemühe. Klare Strukturen und hilfreiche Routinen können meinen Alltag an vielen Stellen erleichtern. Wenn z. B. die Dinge in meiner Küche oder an meinem Schreibtisch ihren festen Platz haben, dann habe ich sie in der Regel mit einem fast automatischen Handgriff parat und verbringe weniger Zeit mit Suchen. So kann ich meinen Fokus verbessern, Ablenkungen reduzieren und mich auf das Wesentliche bei meinen Aufgaben konzentrieren.

Ein aufgeräumtes und liebevoll gestaltetes Zuhause ist für mich ein Ort, an dem ich mich wohlfühlen kann. Hier entwickle ich leichter ein positives Lebensgefühl, kann loslassen, mich entspannen und Ruhe empfinden. Dafür hilft es, eine regelmäßige Routine zu etablieren, durch die ich zu klar definierten Zeiten z. B. Unterlagen sortiere und abhefte oder für neue Frische und Sauberkeit in meiner Umgebung sorge. So muss ich mich nicht jedes Mal aufs Neue strukturieren und aufraffen, wodurch ich die Gefahr reduziere, dass ich unliebsame Aufgaben zu lange vor mir herschiebe. Durch die Regelmäßigkeit verhindere ich, dass der Berg so groß wird, dass ich mir dessen Abtragen kaum noch zutraue. Also lieber regelmäßig und häufiger ein bisschen Zeit investieren, als seltene, beschwerliche Großaktionen stemmen müssen. Und danach kann ich das Ergebnis genießen, auf mich stolz sein und mich an meiner schönen Umgebung freuen.

Von Zeit zu Zeit kann es auch befreiend sein, mich von unnötigem Ballast zu trennen. Was in meiner Umgebung steht schon lange nur herum und verstaubt? Welche Gegenstände sind mir oft im Weg? Wovon kann ich mich verabschieden? Es kann hilfreich sein, dass ich Dinge, die noch in gutem Zustand sind und vielleicht für andere von Wert sein können, nicht wegwerfe, sondern weitergebe. Damit schaffe ich bei mir Platz, schenke den mir vielleicht lange Zeit dienlichen und geschätzten Gegenständen ein neues Zuhause und erfreue zusätzlich diejenigen, die damit noch etwas anfangen können.

3.5 Veränderungen angehen

Eine Stärkung meines positiven Blicks auf mein Leben bedeutet dabei nicht, dass ich mir alles rosarot male und mögliche Schwierigkeiten einfach immer ins Positive umdeute. Das wäre auch alles andere als hilfreich. Denn nur, indem ich mich für anstehende Veränderungen auch aktiv einsetze, kann ich meine Welt immer wieder so gestalten, dass sie mir gefällt und ich mich in ihr wirksam und zufrieden bewegen kann.

Unzufriedenheit konstruktiv nutzen
Wenn ich mich in einer unbefriedigenden Situation befinde, dann darf ich meine konstruktive Unzufriedenheit also durchaus willkommen heißen. Denn wenn ich ständig einfach nur zufrieden bin, dann verharre ich womöglich in Regelmäßigkeit und Routinen. Das könnte mein persönliches Wachstum auf Dauer einschränken und mich passiv und gleichgültig machen. Meine konstruktive Unzufriedenheit gibt mir dagegen Bescheid, wenn es einen Anlass für Veränderung in meinem Leben gibt, um den ich mich kümmern darf. Ich lebe also nicht einfach Tag für Tag im selben Trott oder verharre gar resigniert und frustriert in einer Situation, die mich unzufrieden macht. Im Gegenteil nutze ich meine Unzufriedenheit als Antrieb für Weiterentwicklung und Wachstum und gestalte mein Leben aktiv entsprechend meinen Interessen und Sehnsüchten. Wenn ich unzufrieden bin, ist es also gut, wenn ich mich damit bewusst auseinandersetze. Ich kann die Situation dabei analysieren, nach Ursachen für die Unzufriedenheit suchen, mir über meine Interessen und Bedürfnisse klar werden und mich auf dieser Basis für eine Verbesserung einsetzen. Dank meiner konstruktiven Unzufriedenheit gebe ich mich also nicht einfach immer mit dem Status quo zufrieden, sondern beschäftige mich mit neuen Chancen, erweitere meinen Horizont und verschiebe meine Grenzen. Indem ich selbst aktiv werde, erlange ich die Kontrolle zurück und erlebe mich als kompetent und selbstwirksam.

Hilfreiche Rituale schaffen
Längerfristig unterstützen kann ich mich, indem ich hilfreiche tägliche Rituale etabliere, die Ruhepole und Lichtblicke in meine Tage bringen. Solche wohltuenden Gewohnheiten schaffen Momente der Besinnung, die mir im

oft hektischen Alltag guttun. Sie geben mir Halt und Orientierung und vermitteln mir Struktur und ein Gefühl von Sicherheit in meinem Leben. Wenn ich diesen Gewohnheiten einen festen Platz in meinem Alltag gebe, muss ich mich nicht jeden Tag aufs Neue aufraffen und Zeitfenster aktiv dafür freiräumen. Rituale, die als positive Gewohnheiten ihren festen Platz in meinem Alltag haben, sind also eine gute Möglichkeit für den Aufbau von Stärke und Fokus.

Das Ziel hierbei ist es, friedlichen und nährenden Momenten in meinem Alltag mehr Raum zu geben und bewusst Aufmerksamkeit zu schenken. Wenn diese als wohltuende Rituale ihren Platz in meinem Leben finden, dann stelle ich sicher, dass das, was mir guttut, auch wirklich Bestandteil meines Alltags wird. Welche friedlichen Momente kann ich also neu etablieren? Wie kann ich solche Momente noch bewusster und achtsamer genießen? Und welchen festen Platz kann ich ihnen in meinem Alltag einräumen?

So kann ich meinen Tag z. B. gleich mit einem positiven Ritual beginnen, wie in der Übung am Kapitelende beschrieben. Dabei gestalte ich schon meinen Start in den Tag so, dass er mit einem kleinen positiven Erlebnis beginnt. Damit richte ich mich gleich morgens auf das Positive aus. Oder ich schaue am Ende jeden Tages darauf, was an dem Tag gut war für mich, was mir Freude gemacht und mich erfüllt hat. Vielen tut es besonders gut, dies nicht nur gedanklich zu tun, sondern z. B. in einem schönen Buch aufzuschreiben, worauf sie an diesem Tag stolz sein können, womit sie zufrieden und wofür sie dankbar sind.

Wir sind den Einflüssen in unserer Umgebung also nicht machtlos ausgesetzt und müssen ertragen, was auf uns einströmt. Im Gegenteil können wir unsere Wahrnehmung und Aufmerksamkeit ganz gezielt beeinflussen und auf das lenken, was uns guttut. Und wir haben auch bei der Gestaltung unserer direkten Umgebung und unserer Beziehungen hilfreiche Strategien für eine aktive Einflussnahme. So haben wir vielfältige Möglichkeiten, uns unsere Welt so zu gestalten, dass wir uns in ihr gut aufgehoben und wohl fühlen. In der folgenden Übung kann jetzt jeder und jede für sich ausprobieren, wie ab morgen ein wohltuender Start in jeden neuen Tag gestaltet werden kann.

3.6 Übung: Mein guter Start in den Tag

Manchmal können es Kleinigkeiten sein, die in unserem Leben einen Unterschied machen. Und wenn die Kleinigkeit zur guten Gewohnheit wird, dann kann sie große Wirkung entfalten. Etabliere auch du ab morgen so einen kleinen Unterschied gleich zu Beginn des Tages. Das darf ein dankbarer und bewusster erster Atemzug nach dem Aufwachen sein. Ein freundliches „Guten Morgen, schön, dass du wieder da bist!" an dich selbst. Oder ein liebevolles Lächeln, wenn du dich zum ersten Mal am Tag im Spiegel siehst. Oder auch ein inneres Lächeln, das deine Augen und dein Herz erreicht, dich erfüllt und von außen vielleicht nur an einem zufriedenen Blick auf deinem Gesicht zu erahnen wäre.

Überlege dir jetzt:

- Wie möchte ich zukünftig meinen Tag etwas bewusster und mir selbst zugewandter beginnen?
- Mit welchen guten Gedanken nehme ich meinen ersten bewussten Atemzug?
- Welches kleine Begrüßungsritual möchte ich etablieren, mit dem ich mich jeden Morgen aufs Neue willkommen heiße in meinem Leben?
- Und mit welcher kleinen Erinnerungshilfe in Form eines Post-its am Spiegel, eines sichtbar platzierten Bildes oder auch eines Schmuckstücks, das ich jeden Morgen anlege, werde ich mich in Bezug auf dieses kleine tägliche Ritual unterstützen?

Wie sieht also mein ganz persönliches Morgenritual konkret aus, mit dem ich am besten schon ab morgen meinen Tag positiv beginnen werde?

> **Fragen zur Selbstreflexion dieses Kapitels:**
> - Worauf möchte ich ab jetzt meine Aufmerksamkeit mehr lenken?
> - Welche positiven, wohltuenden Erfahrungen mit mir selbst möchte ich in meinem Alltag etablieren?
> - Welche Veränderungen in meiner Umgebung möchte ich vornehmen, um meine Wahrnehmung immer wieder mit Positivem zu füllen?

Literatur

Baumeister, R. F., & Tierney, J. (2020). *Die Macht des Schlechten: Nicht mehr schwarzsehen und gut leben* (B. Schmid, Übers.). Campus Verlag.

Buether, A. (2020). *Die geheimnisvolle Macht der Farben: Wie sie unser Verhalten und Empfinden beeinflussen.* Droemer.

Coelho, P. (2017). *Veronika beschließt zu sterben* (M. Meyer-Minnermann, Übers.). Diogenes.

Gilligan, S. G. (2008). *Therapeutische Trance: Das Prinzip Kooperation in der Ericksonschen Hypnotherapie* (5. Aufl.). Carl-Auer-Verlag.

Hatt, H., & Dee, R. (2008). *Das Maiglöckchen-Phänomen: Alles über das Riechen und wie es unser Leben bestimmt* (7. Aufl.). Piper.

Hüther, G. (2018). *Biologie der Angst: Wie aus Stress Gefühle werden* (13., unveränd. Aufl.). Vandenhoeck & Ruprecht.

Korte, M. (2023). *Frisch im Kopf. Wie wir uns aus der digitalen Reizüberflutung befreien* (1. Aufl.). Deutsche Verlags-Anstalt.

Narbeshuber, E., & Narbeshuber, J. (2019). *Mindful Leader – wie wir die Führung für unser Leben in die Hand nehmen und uns Gelassenheit zum Erfolg führt*. O.W. Barth.

Schmidt, G. (2017). *Liebesaffären zwischen Problem und Lösung: Hypnosystemisches Arbeiten in schwierigen Kontexten* (7. Aufl.). Carl-Auer-Verlag.

Schmidt, G. (2011). *Einführung in die hypnosystemische Therapie und Beratung*. Carl-Auer-Verlag.

Smolka, H.-M., & Turecek, K. (2018). *Zum Glück mit Hirn. Ein verlockendes Angebot für Glücksskeptiker*. Springer.

4

Ich bin wertvoll mit all meinen Erfahrungen

> **❱❱** Ich verleihe meiner Geschichte und dem, wie ich mich aus ihr heraus entwickelt habe, einen guten Sinn.

Fokusfragen für dieses Kapitel
- Wie finde ich einen hilfreichen Blick auf mein bisheriges Leben?
- Wie kann ich das Vergangene als Teil meiner eigenen Geschichte annehmen?
- Wie nutze ich meine wertvollen Erfahrungen für meine weitere Entwicklung?

4.1 Vergangenes annehmen

Ich bin das heutige Ich vor dem Hintergrund all meiner guten und auch meiner schmerzlichsten Erfahrungen. Ohne diese wäre ich heute ein anderer Mensch. Dabei bin ich selbst die Expertin oder der Experte für meine bereits zurückgelegten inneren Wege und Landschaften. Schließlich begleite ich mich schon mein Leben lang und habe auf diesen Pfaden alles erlebt und vieles aktiv gestaltet, was mich heute ausmacht.

Und dabei ist es von Zeit und Zeit ganz normal, dass ich auch mit Dingen hadere, die mir in meinem Leben bisher zugestoßen sind oder von meiner Ursprungsfamilie mitgegeben wurden. „Wir werden nicht einfach in unsere Familie hineingeboren, sondern in die Geschichte unserer Familie, die uns stützen und nähren und manchmal zum Krüppel machen kann." (McGoldrick, 2013, S. 60). Vielleicht bin ich unzufrieden damit, welche von mir ersehnten Entwicklungen mir aufgrund meiner Herkunft oder meiner Familiengeschichte erschwert waren? Oder ich grübele darüber, welche andere Wendung mein Leben genommen hätte, wenn in meiner Kindheit manches anders gelaufen wäre oder wenn mir das eine oder andere Lebensereignis nicht widerfahren wäre. Da können Momente entstehen, in denen ich meine Herkunft und Geschichte am liebsten hinter mir lassen würde.

Die weitaus hilfreichere Frage für mich und meinen weiteren guten Weg ist dabei, wie ich das, was ich sowieso nicht mehr ändern kann, als Teil meiner Geschichte annehmen und vielleicht sogar einen guten Sinn darin erkennen kann, dass es genau so gelaufen ist. Ganz nach der Aussage von Saint-Exupéry (2009): „Es ist gut, wenn uns die verrinnende Zeit nicht als etwas erscheint, das uns verbraucht oder zerstört, sondern als etwas, das uns vollendet." Ich kann vergangene Ereignisse nachträglich nicht mehr ändern. Und es hilft mir heute auch nicht, mich mit Selbstvorwürfen in Bezug auf vergangene Erlebnisse, Handlungen oder Entscheidungen zu quälen. Was ich aber verändern kann, ist mein eigener Blick und die Bedeutung, die ich meinen bisherigen Erfahrungen gebe. Ich darf mir heute sagen, dass ich damals nach bestem Wissen und Gewissen gehandelt habe. Mein Verhalten war zum Zeitpunkt der damaligen Ausführung für mich sinnvoll, sonst hätte ich mich in der Situation anders entschieden und anders gehandelt. Mein Verhalten war also zu jedem Zeitpunkt meines Lebens ein Lösungsversuch, um mit den Anforderungen um mich herum so gut wie möglich umzugehen. Und auch wenn meine versuchte Lösung dabei rückblickend zum Teil meines Problems geworden sein sollte, konnte ich es damals noch nicht besser wissen. Ich darf bei der Betrachtung und Bewertung meines früheren Verhaltens immer auch die damaligen Einflüsse meiner Umgebung berücksichtigen. Denn der Kontext kann hier einen wichtigen Erklärungsbeitrag leisten. Und ich kann alte Muster auch leichter loslassen, wenn ich erkenne, dass sie in meinem heutigen Kontext gar nicht mehr passend sind.

> **Beispiel**
>
> *Muster von früher:* Wenn ich mich als Kind oder Jugendlicher sehr vorsichtig und schüchtern in größeren Gruppen verhalten habe, so war das damals ein Lösungsversuch, um mit drohender Überforderung oder meiner Angst vor Ablehnung oder tatsächlich erlebter Ablehnung umzugehen. Und vielleicht war mein Stillsein früher ein guter Selbstschutz und hat mir erfolgreich dabei geholfen, unangenehme Situationen zu vermeiden. Zumindest hatte ich damals keine andere bessere Strategie parat und habe daher genau das gemacht, was mir als beste Möglichkeit zur Verfügung stand. Auch wenn mein früh eingeübtes Verhaltensmuster mir heute in meinen sozialen Interaktionen problematisch erscheint, sollte ich mich für dessen Aufbau und Einsatz rückwirkend nicht kritisieren oder

> verurteilen. Im Gegenteil nehme ich anerkennend an, dass dies ein Teil meines Lösungsrepertoires ist und mir schon viele gute Dienste geleistet hat.
>
> War ich früher aufgrund meines Charakters und meiner inneren Ängste so schüchtern und zurückgezogen? Sind diese also ein natürlicher Teil meiner Selbst, den ich annehmen darf? Oder gab es in meiner Geschichte tatsächlich äußere Rahmenbedingungen wie ein instabiles Elternhaus oder Brüche wie einen Umzug oder einen Schulwechsel, die mein damaliges Verhalten hervorgerufen haben? Dann kann ich mich rückblickend einerseits besser verstehen und anerkennen, dass mein Abtauchen mein damaliger Versuch des Selbstschutzes war. Und andererseits erleichtert dieses Verständnis es mir, mich heute unter veränderten Rahmenbedingungen von dem Vergangenen zu lösen. Ich darf mich heute weiterentwickeln und muss mich nicht mehr von den Ängsten aus früheren Zeiten verunsichern oder ausbremsen lassen.

Mit meiner Geschichte versöhnen

Für meinen weiteren Weg ist es wichtig, dass ich mich mit dem versöhnen kann, was war. Ich gebe mir durch die wohlwollende und liebevolle Auseinandersetzung mit meinen Erinnerungen rückblickend und damit auch für heute eine positive Identität (Bode, 2021). So kann jede und jeder von uns in der eigenen Kindheit auch positive Erinnerungen aufspüren. Was war mein Lieblingsort, als ich Kind war? Welche schönen Erlebnisse verbinde ich mit ihm? Welche positiven Gefühle kommen in mir wieder hoch, wenn ich an diese guten Momente denke? Diese guten Gefühle helfen mir auch im Erwachsenenalter, mich immer wieder gut in meinem heutigen Leben aufzustellen. Vor dem Hintergrund meiner guten Erfahrungen kann ich mich auch heute auf mich verlassen und darauf, dass ich immer wieder die mir bestmöglichen Entscheidungen für mich und mein Leben treffen werde.

Die Versöhnung mit der eigenen Herkunft und Vergangenheit kann ich als aktive Aufgabe in meinem Leben angehen. Dabei können es Ereignisse, Personen oder bestimmte Verhaltensweisen von mir oder anderen sein, mit denen ich Frieden schließen möchte. Wichtig für meine Entwicklung in eine gute und gesunde Zukunft hinein ist es, dass ich Wege finde, um mit dem Unguten abschließen zu können. Um den Einfluss schlechter Erlebnisse aus meiner Vergangenheit auf mein heutiges Leben zu reduzieren, darf ich diese nicht verdrängen oder leugnen. Denn das hilft mir auf Dauer nicht, Geschehenes am erneuten Auftauchen zu hindern. Das Verdrängen kostet viel Aufmerksamkeit und Kraft, vergleichbar mit einem prallen Wasserball, den ich unter der Wasseroberfläche zu halten versuche. Sobald ich auf anderes konzentriert bin oder wenn meine Kräfte schwinden, findet er doch ganz von alleine wieder seinen Weg an die Oberfläche.

Zunächst oft schmerzhaft, und dann umso heilsamer ist es hingegen, wenn ich offen auf das schaue, was verletzend und schwer, aber eben auch auf das, was gut und wertvoll in meinem bisherigen Leben war. Dieser interessierte Blick hilft mir dabei, die Prägungen, die ich auf meinem Lebensweg bisher mitbekommen habe, zu erkennen und zu verstehen, welchen Einfluss sie heute auf mich und meine Zufriedenheit haben (Juchmann, 2023). Alle meine Erfahrungen prägen mich auf die eine oder andere Weise. Und es hilft mir, wenn ich akzeptiere, dass auch die schmerzhaften Erfahrungen als Teil meines Lebens dazugehören. Dabei darf ich den alten Schmerz bewusst zulassen. Es ist wichtig, alte Gefühle aktiv zu verarbeiten und auf dieser Basis neue Perspektiven zu gewinnen. So kann ich z. B. nachträglich mir selbst und meinem früheren Ich Mitgefühl entgegenbringen, mich trösten und umarmen. So kann ich heute spüren, was mir früher vielleicht nicht möglich war, nämlich dass ich damals nichts an der Situation hätte ändern können und dass mich keine Schuld trifft, dass es so gekommen ist. Oder ich lerne, mit einer tatsächlich entstandenen Schuld besser zu leben. Ich erkenne mein damaliges Handeln als die zu diesem Zeitpunkt von mir als am besten betrachtete Option an. Ich prüfe, was ich benötige, um mir dies heute zu verzeihen. So kann ich Wunden nach und nach heilen lassen. Dabei schätze ich vielleicht sogar die eine oder andere Narbe als mahnende Erinnerung. Ich kann überlegen, was ich daraus für meine Zukunft an Erkenntnissen mitgenommen habe. So hilft mir das Erlebte dabei, zukünftig dafür Sorge zu tragen, einen guten Weg für mich und die Menschen in meinem Umfeld einzuschlagen.

Verantwortung für mein Leben übernehmen
Die Verantwortung oder Schuld an meinem vergangenen Elend und dessen Auswirkungen anderen Personen, z. B. den eigenen Eltern, zuzuweisen, wird mich auf Dauer nicht entlasten. Im Gegenteil werden mich solche schlechten Gedanken und Gefühle innerlich nur weiter vergiften und damit auch meine Selbstablehnung nähren und sich ausdehnen lassen. Nicht selten werden Unsicherheiten und Ängste so über Generationen hinweg weitergegeben, auch wenn sie längst nicht mehr oder objektiv noch nie gültig waren (Lück, 2023). Hier hilft es, bei der Konstruktion meiner eigenen Wirklichkeit die Erinnerung an meine früheren Beziehungen als meine damalige Wahrnehmung anzusehen, weniger als etwas, das tatsächlich als einzig mögliche Wahrheit denkbar ist. Denn als Kinder haben wir aus unserer abhängigen Rolle heraus Situationen anders wahrgenommen und unsere eigenen Schlüsse daraus gezogen. So beziehen Kinder das Verhalten der Eltern häufig auf sich und fühlen ein Mitverschulden an elterlichen Entwicklungen und Entscheidungen. Dadurch fühlen viele Kinder z. B. eine Mitschuld an der Trennung der Eltern. Das schlechte Gewissen von früher kann dann bis in die Gegenwart auf den eigenen Schultern lasten und steht dadurch auch in der Beziehung zu den Eltern dazwischen. So können frühere kindliche Interpretationen bis in die Gegenwart hinein auf uns und unsere Beziehungen wirken.

> **Beispiel**
>
> *Fallbeispiel Annehmen und Abschließen mit Vergangenem:* Betrachten wir hierfür das Beispiel von Anna, einer 35-jährigen Frau, die in ihrer Jugend mit schweren Herausforderungen konfrontiert war. Sie wuchs in einem schwierigen familiären Umfeld auf, in dem es häufig zu Konflikten zwischen den Eltern und emotionaler Vernachlässigung der Kinder kam. Diese Erfahrungen hinterließen tiefe emotionale Narben und führten dazu, dass Anna in ihrer frühen Erwachsenenzeit mit Angstzuständen und einem geringen Selbstwertgefühl zu kämpfen hatte. Im Rahmen einer Therapie konnte Anna sich jedoch aktiv mit ihrer Vergangenheit auseinandersetzen, ihre Erinnerungen aufarbeiten und lernen, auch die schmerzvollen Erfahrungen in ihr Leben zu integrieren. Sie erkannte dabei, welche Fähigkeiten zum Umgang mit Herausforderungen sie in ihrer Jugend erworben hatte. Und sie bemerkte, dass ihr ausgeprägtes Verständnis für die Kämpfe anderer Menschen mit sich selbst und ihre große Empathiefähigkeit genau in diesen schweren Zeiten ihren Ursprung hatten. Hier war für Anna auch die Einsicht sehr befreiend, dass sie ihre Vergangenheit als Teil ihrer Lebensgeschichte annehmen konnte, anstatt sich länger als deren wehrloses Opfer zu fühlen. Auf Grundlage dieser neuen Übernahme von Verantwortung konnte Anna aktiv und zuversichtlich an ihrer guten Zukunft arbeiten. Sie schloss dabei auch Frieden mit ihren Eltern und gab nicht länger ihnen die Schuld an ihren emotionalen Wunden. Sie akzeptierte, dass ihre Eltern es damals so gut wie möglich gemacht hatten. Und sie gab rückwirkend auch die Verantwortung für deren eigene Beziehungsprobleme an die Eltern zurück und fühlte sich nicht länger schuldig an den damaligen Kämpfen der Eltern miteinander. So konnte Anna besser mit dem Vergangenen abschließen, ihren alten Schmerz verarbeiten und ihre Wunden heilen lassen, anstatt sie immer wieder neu zu öffnen.

Wenn wir so mit Abstand auf unsere früheren Beziehungen schauen, haben wir eine große Deutungshoheit über deren damalige Qualität und vor allem über deren Einfluss auf uns und unser heutiges Leben. Beziehungen können auch später selten vollständig von früheren schmerzlichen Erfahrungen befreit werden. Und dennoch kann das Erhellen der alten Schatten dabei helfen, neue Chancen miteinander zu ergreifen und Neues im zukünftigen Miteinander entstehen zu lassen. So können wir auch beim Blick auf unsere Geschichte bewusst hilfreiche Vorstellungen in uns erzeugen und diese als Basis für gute Veränderungen nutzen.

In einen interessierten Dialog gehen
Zu einem Aussöhnen mit der eigenen Geschichte und deren Einflüssen auf unser heutiges Leben kann ein offener Austausch mit den eigenen Vorfahren wie Großeltern oder Eltern beitragen. Hier geht es nicht um Vorwürfe oder Anklagen, sondern vielmehr um ein besseres Verstehen von deren Erfahrungen. So können wir dank offener Gespräche rückblickend gegenseitig besser verstehen, was unsere eigenen Eltern und auch uns als Kinder zu unserem dama-

ligen Handeln bewogen hat. Und wir können unsere Erinnerungen abgleichen, die teils weit voneinander abweichen und sich ohne Austausch darüber über Jahre bei jedem und jeder von uns einseitig verfestigt haben. Aus dem Austausch mit unseren Vorfahren kann dann auch ein vertieftes Verständnis für deren früheres und heutiges Verhalten und zudem für dessen Einflüsse auf unser eigenes Erleben entstehen. So können wir mögliche historische Prägungen erkennen, die vielleicht bis heute in unser Leben hineinwirken.

> **Beispiel**
>
> *Familiäre Prägungen:* In den Kriegs- und Nachkriegsgenerationen unserer Großeltern und Eltern herrschte verbreitet die Notwendigkeit des Zurückstellens der eigenen Wünsche und Ziele. Dabei konnte in vielen Familien auch den persönlichen Entfaltungsmöglichkeiten von Kindern und Heranwachsenden wenig Aufmerksamkeit geschenkt werden. Im Gegenteil sollten Kinder möglichst reibungslos funktionieren und den Erwachsenen nicht zur Last fallen. Das Aufwachsen in solch emotional kargen Verhältnissen kann eine Erklärung dafür sein, warum die Betroffenen sich auch heute noch schwer damit tun, die eigenen Bedürfnisse zu spüren. Viele von ihnen haben es schlichtweg als Kinder nicht gelernt. Und wer sich selbst schwer spüren kann, dem ist auch ein empathisches Einfühlen in die Gefühle und Wünsche anderer Personen erschwert. Und das bekommen die Kinder dieser Generationen teils schmerzlich zu spüren. Es könnte sich bei dieser emotionalen Distanz zwischen den Kriegs- und Nachkriegsgenerationen und deren Nachfahren also weniger um ein Nicht-Wollen, sondern um ein Nicht-Können aufgrund mangelnder Kompetenzentwicklung in der eigenen Geschichte handeln. Spannend ist hier die Beobachtung, dass vielen aus dieser Generation der Aufbau von Nähe zu den Enkeln besser gelingt als früher zu den eigenen Kindern. Dies spricht wiederum dafür, dass späteres Nachreifen und Dazulernen doch möglich sind.

Diese Zusammenhänge zu verstehen kann uns versöhnlicher stimmen mit den Themen, die wir heute mit unseren Vorfahren haben. So kann sich unser inneres Kind auch nachträglich noch mit den Eltern versöhnen, um ihnen zukünftig besser und freier auf der Ebene der Erwachsenen begegnen zu können (Stahl, 2015). So können uns Unabhängigkeit und Abgrenzung gelingen, welche eine gute Grundlage sind für die Neugestaltung von Beziehungen, die unserem heutigen Leben besser entsprechen.

4.2 Meine Weiterentwicklung gestalten

Ich darf dabei auch den Einfluss von Traditionen, Erwartungen, Idealvorstellungen, Warnungen und Verboten der Eltern, die bis heute in mein Erwachsenenleben hineinwirken, von Zeit zu Zeit überprüfen. Welche vielleicht unerfüllten Sehnsüchte und Aufgaben haben meine Eltern bewusst oder unbewusst an mich delegiert? Welche Vermächtnisse trage ich in meinem von der Ursprungsfamilie geschnürten Gepäck mit mir? Und passt diese Ausstattung noch in mein heutiges Leben? Die Klärung dieser Fragen kann zur Befreiung von Themen, die meine Vorfahren durchlitten haben, beitragen und mir dabei helfen, deren Wiederholung in meinem Leben zu stoppen. Ich kann also bewusst entscheiden, was ich fortführen und von welchen Vermächtnissen ich mich befreien möchte.

> **Beispiel**
>
> *Überdenken von Vermächtnissen:* Ein über Generationen weitergegebenes Vermächtnis kann z. B. der Glaubenssatz sein „Verlass dich nur auf dich selbst! Du musst alles allein schaffen!". Er war für viele unserer Vorfahren in schwierigen Zeiten mit Krieg, Verfolgung und Flucht eine Überlebensstrategie und wurde in diesen Familien von Generation zu Generation explizit formuliert oder unbewusst weitergegeben. Auch hier hilft es, mir diese familiäre Überlieferung erst mal bewusst zu machen. Und ich kann auch herausarbeiten und anerkennen, welche positiven Anteile diese Strategie für meine Vorfahren hatte. Bestimmt hat der Glaube an die eigene Kraft große Energie freigesetzt und viele Menschen auch in sehr schweren Zeiten immer wieder zum Weitermachen ermutigt. Aber passt diese Strategie auch heute noch in mein Leben? Und wie geht es mir selbst damit, wenn ich in starke Abgrenzung zu meinen Mitmenschen gehe und verfügbare Hilfe dadurch auch dann ablehne, wenn sie mich entlasten und stützen könnte? Auch hier kann ich also bewusst differenzieren: In welchen Situationen verlasse ich mich auf mich und meine eigene Kraft? Und in welchem Kontext erkenne ich an, dass ich mich ganz bewusst anders verhalten, mich mit meinen Mitmenschen verbinden und nach Hilfe fragen oder Hilfe annehmen kann? Ich entdecke dabei, dass ich nicht auf das beschränkt bin, was ich von den Generationen vor mir mitbekommen habe. Ich darf mich auf dieser Grundlage passend zu den Anforderungen meines heutigen Lebens weiterentwickeln.

Hilfreiches fortführen

Ich darf also den Mut und die Freiheit haben, übernommene Traditionen zu hinterfragen und auf ihre aktuelle Angemessenheit und Sinnhaftigkeit für mich heute zu überprüfen. Vielleicht haben sie tatsächlich einen Wert für mich und mein heutiges Leben. Denn ich möchte die guten Anteile meiner Herkunft und Vergangenheit wertschätzen und für meine Zukunft erhalten. Vielleicht kann ich sie auch an meine heutige Situation anpassen, sodass sie noch hilfreicher für mich sind. Ich werde also erhalten, was sich als hilfreich erwiesen hat und mir nach wie vor Halt und Sicherheit gibt. Meine heutige Unabhängigkeit und das Treffen eigener Entscheidungen bedeuten also nicht, dass ich meinen Ursprung und alte Traditionen nicht mehr schätze. Sie haben mich schließlich lange begleitet und geprägt. Ich habe ihnen auch viel zu verdanken. Und trotzdem darf ich deren Tauglichkeit für mich heute überprüfen und jederzeit hilfreiche Veränderungen vornehmen.

Eigenes entwickeln
Gut entwickeln kann ich mich dann, wenn ich frei und selbstbestimmt wählen kann: Welche Botschaften meiner Herkunftsfamilie nehme ich bewusst an, weil sie meinen eigenen Werten entsprechen und es mir damit in meinem Leben gut geht? Und welche übernommenen Erwartungen belasten mich und engen mich ein, sodass ich den Wunsch habe, mich davon zu befreien? Was davon will ich bewusst in meinem Leben angehen? Welche Aufträge darf ich ablehnen, weil sie mir nicht mehr entsprechen und mir nicht guttun? Welche eigenen Überzeugungen möchte ich stärker nähren und wirksam werden lassen? Um welche eigenen Bedürfnisse möchte ich mich mehr kümmern?

Es kommt die Zeit, in der ich eigene Entscheidungen für mich und mein Leben treffe und dafür selbst die Verantwortung übernehme. Ich kann mich bewusst dafür entscheiden, dass ich nicht mehr meine Herkunft oder wichtige Personen in meiner Vergangenheit für das verantwortlich mache, was mir heute widerfährt oder wie ich heute mit schwierigen Situationen umgehe.

Ich muss nicht immer die ganze Entstehungsgeschichte meines Verhaltens kennen, um ein Problem lösen und mich zukünftig anders verhalten zu können. Vor allem bei sehr hartnäckigen, immer wieder auftauchenden ungeliebten Verhaltensweisen kann es aber wichtig sein zu verstehen, was mein Verhalten auslöst, um dieses ändern zu können. Manches muss ich also erst besser verstehen, damit ich es leichter loswerden kann. Ich kann also selbst in die Verantwortung gehen und mich mit meinem heutigen Erleben aktiv auseinandersetzen:

- Wie kommt es, dass eine Situation mich so stark bewegt, verletzt oder anrührt?
- Welche meiner heutigen Gefühle haben mit der aktuellen Situation zu tun, und welche haben mit früheren, vielleicht tiefen Verletzungen zu tun?
- Wie können meine alten Wunden heilen?
- Welche neuen, guten Erfahrungen können meine Gefühle von Sicherheit und Zuversicht nähren?

Neue Erfahrungen ermöglichen
Ich kann die bewusste Entscheidung treffen, im Hier und Jetzt zu leben und mich von alten Zuschreibungen, Glaubenssätzen und Mustern aus der Vergangenheit zu lösen. Durch neue, gute Erfahrungen kann ich so den Fokus weg von Vergangenem und hin zu meinem aktuellen Erleben verschieben. Denn nicht nur meine Geschichte, auch die aktuell mich umgebende Umwelt hat prägende Einflüsse auf mich. Und diese kann ich in meinem heutigen

Leben entscheidend mitbestimmen. Im jetzigen Moment positive Erfahrungen zu machen, hilft mir dabei, meinen negativen Gedanken über das Vergangene weniger Raum zu geben. Und ich schaffe so nach und nach immer mehr neue positive Erinnerungen.

Ich bestimme und gestalte meinen eigenen Weg. Ich kann neue, gute Wege für mich und mein Leben etablieren. Dabei kann ich mir aussuchen, welche Dinge ich weitertragen und -leben möchte und wovon ich mich zukünftig verabschiede. Ich bin der Gestaltende in meinem Leben. So werde ich mich in meinen inneren Landschaften immer besser orientieren können und die Landkarte meines Inneren weiter verfeinern (Shazer, 2022). So kann ich zukünftig meinen guten Weg finden, mich auch aus Sackgassen wieder befreien und nach einem Verirren wieder neu ausrichten.

Eine positive Geschichte erzählen
Ein wichtiger Bestandteil, um Frieden mit meiner Geschichte zu schließen, ist es auch, mir diese Selbsterzählung, also die Geschichte darüber, wer ich bin, positiv zu erzählen. Welche Chance ich neuen Geschehnissen und positiven Veränderungen in meinem Leben gebe, hängt stark davon ab, welche Geschichten ich beim Blick auf mein Leben im Kopf habe. Sehe ich mich als Opfer der Umstände, das keine andere Möglichkeit hatte, als unzufrieden oder vielleicht sogar bitter zu werden? Mache ich vor allem andere wie zum Beispiel frühere Partner für das verantwortlich, was mir zugestoßen ist und welchen Weg mein Leben genommen hat? Oder sehe ich schwere und gute Erlebnisse als Teile meiner Geschichte an, die mich gleichermaßen geprägt haben? Und erkenne ich vor allem meine eigenen Möglichkeiten, mich hier verantwortlich und gestaltend in meinem eigenen Leben einzubringen? Es ist auf jeden Fall zu jedem Zeitpunkt im Leben möglich, meiner eigenen Geschichte eine neue, hilfreichere Bedeutung zu geben (Bateson, 2004). Und davon profitiere nicht nur ich selbst, sondern auch die Generationen, die auf mich folgen: „Meine Reise in meine eigene Vergangenheit ließ mich erkennen, dass ich ein Teil bin von allem, was gewesen ist, und dass meine Generation darauf achtgeben muss, welches Erbe wir unseren Kindern und Kindeskindern hinterlassen." (McGoldrick, 2013, S. 9). Ich kann mich also bewusst dazu entscheiden, das Schwere zurückzulassen und das Hilfreiche und Hoffnungsvolle an die nächsten Generationen weiterzugeben. Anders als bei manchen unserer Vorfahren sehe ich das Leben nicht mehr als etwas an, das ich ertragen und irgendwie bewältigen muss, sondern als etwas, das ich aktiv für mich gestalten kann. Die Möglichkeit zu einer solch hilfreichen Reise eröffnet die folgende Übung.

4.3 Übung: Ich erzähle mir eine hilfreiche neue Geschichte

Welche Erfahrung oder welches Erlebnis aus deiner eigenen Vergangenheit wirkt bei dir bis heute nach? Mit welchem Blick auf dich und dein Leben haderst du immer wieder? Welche ungute Geschichte hast du dir oder vielleicht auch anderen schon häufig erzählt? Wähle eine für dich prägende Situation aus und verbinde dich für einen Moment mit dem Gefühl, das dich in diesem Zusammenhang bis heute beschäftigt.

Vielleicht erinnerst du dich an eine Situation, in der du dich von deinen Eltern ungerecht behandelt gefühlt hast? Oder es gab in deiner Geschwisterkonstellation ein Gefühl der Benachteiligung oder Beschämung? Vielleicht kommt dir auch eine Situation in deiner Schulzeit oder in einem beruflichen Kontext in den Sinn, die dir bis heute nachgeht und dich unzufrieden oder traurig macht?

Notiere für dich deine Gedanken und Antworten auf folgende Impulse und Fragen:

Sicht auf meine Vergangenheit, die mich bis heute beschäftigt: …

Und jetzt wage den Gedanken, wie befreiend und entlastend es wäre, wenn du dich von dem negativen Blick und dem damit verbundenen unguten Gefühl lösen könntest. Wenn du einen neuen, einen stärkenden Blick auf das frühere Geschehen erlangen könntest. Wenn du neben dem Schmerz und dem Zagen eine neue Qualität in dir wecken könntest.

Gefühl, das ich mit Blick auf die bisherige Sicht hinter mir lassen will: …

Habe nun Verständnis für dein früheres Ich in dieser Situation. Entwickle Mitgefühl mit dir und tröste dich zumindest heute, vor allem dann, wenn du damals keinen Trost und Zuspruch erhalten hast. Oder vielleicht gab es ja auch schon damals jemanden, dem du dich anvertraut hast, dem du dich nahe gefühlt hast? Spüre die Nähe zu dir und zu möglichen früheren unterstützenden Kräften in dir und um dich herum. Nimm dich selbst nachträglich in die Arme und sprich dir Mitgefühl und Trost zu.

Was ich zu meinem früheren Ich sagen möchte, um ihm Verständnis und Mitgefühl zu zeigen: …

Erzähle dir jetzt aus deiner heutigen Sicht eine neue Geschichte über das Erlebte. Schaue darauf, was du genau aus dieser Erfahrung für Stärken und Kompetenzen entwickeln konntest.

Was ich für mich und mein weiteres Leben an Hilfreichem aus genau diesen Erfahrungen mitgenommen habe: ...

> **Fragen zur Selbstreflexion dieses Kapitels**
> - Auf welche schmerzhaften Erfahrungen möchte ich zukünftig neu blicken?
> - Mit welchen Personen und Erfahrungen in meiner bisherigen Lebensgeschichte möchte ich mich versöhnen?
> - Welche Erfahrungen machen mich zu dem wertvollen Menschen, der ich heute bin?

Literatur

Bateson, M. C. (2004). *Composing a life*. Grove Press.
Bode, S. (2021). *Kriegsenkel: Die Erben der vergessenen Generation*. Klett-Cotta.
Juchmann, U. (2023). *Sei du selbst, alle anderen gibt es schon: Wie Frauen Erwartungen abstreifen und befreiter leben* (1. Aufl.). Beltz.
Lück, S. (2023). *Vererbtes Schicksal: Wie wir belastende Familienmuster überwinden und unser wahres Potenzial befreien: das große Praxisprogramm*. Kailash.
McGoldrick, M. (2013). *Wieder heimkommen: Auf Spurensuche in Familiengeschichten* (3. Aufl.). Carl-Auer-Verlag.
de Saint-Exupéry, A. (2009). *Die Stadt in der Wüste* (O. von Nositz, Übers.) (Neue Ausgabe). Rauch.
de Shazer, S. (2022). *Der Dreh: Überraschende Wendungen und Lösungen in der Kurzzeittherapie* (15. Aufl.). Systemische Therapie. Carl-Auer-Verlag.
Stahl, S. (2015). *Das Kind in dir muss Heimat finden: Der Schlüssel zur Lösung (fast) aller Probleme*. Kailash.

5

Ich darf ich selbst sein

 Ich nehme mich an, genauso wie ich bin.

> **Fokusfragen für dieses Kapitel**
> - Wie nehme ich mich in meiner ganz eigenen Individualität an?
> - Welche wichtigen Funktionen haben genau die Eigenschaften, die ich an mir oft ablehne?
> - Wer bin ich, wenn ich niemand mehr zu sein brauche?

5.1 Mein Selbst annehmen und gestalten

Ich bin mit einem bestimmten Charakter und vielen Eigenschaften ausgestattet. Diese sind mein Wesenskern und Ausgangspunkt für meine Entwicklung. Denn zu jedem Zeitpunkt meines Lebens kann ich mich auf Basis meiner angeborenen Möglichkeiten und Eigenschaften weiterentwickeln. Ich kann also durchaus Einfluss darauf nehmen, wer ich in meinem Leben bin. Es gilt für jeden von uns, immer wieder selbst herauszufinden, wer man sein möchte. An diese Neuerkundung darf ich mich vor allem dann wagen, wenn ich Unzufriedenheit in meinem Leben wahrnehme. Wenn ich z. B. merke, dass ich mich immer wieder verbiege und in meinem Alltag gar nicht so richtig ich selbst sein kann. Oder wenn mir meine Tage alle einheitlich und wenig erfüllend vorkommen. Oder auch, wenn mir immer wieder alles viel zu viel ist. Dann darf ich überprüfen, was es braucht, damit ich in meinem eigenen Leben wieder zu mir selbst finden kann.

Mir gestatten, ich selbst zu sein
Von Zeit zu Zeit darf ich mir folgende Fragen stellen: Wer bin ich, wenn ich niemand mehr zu sein brauche? Wer möchte ich in meinem Leben sein: wenn ich mich frei mache von allen Erwartungen von außen ... und auch mein eigenes Bild von mir nicht als Hochglanz-Projekt ausmale, sondern in gutem Kontakt zu meinen Werten und Überzeugungen gestalte ... wenn ich also das lebe, was mir wirklich wichtig ist ... wenn ich danach schaue, wer ich hinter den Rollen bin, die ich in meinem Leben einnehme und ausfülle – was würde mich dann ausmachen? Wofür würde ich stehen? Wofür würde ich mich einsetzen?

Die Fragen sind bewusst als hypothetische Fragen gestellt. Denn es ist wenig realistisch, dass wir uns von allen äußeren und inneren Erwartungen komplett frei machen. Auch die Erfüllung von Erwartungen nimmt in unserem Leben immer wieder hilfreiche Funktionen ein. Wenn wir auf alle Erwartungen pfeifen, was erwarten wir dann noch von unserem Leben? Das Ausfüllen bestimmter Rollen und das Annehmen einer eigenen Identität gibt uns in unserem Leben ja auch Orientierung und Ausrichtung. Trotzdem können die Fragen dabei helfen, dass wir uns immer wieder die Freiheit nehmen, wir selbst zu sein, ohne uns dabei vor allem an andere anpassen zu müssen oder anderen gefallen zu wollen. So bleiben wir in ständiger Fortentwicklung unseres Selbst.

Auf dieser Grundlage kann ich ein authentisches Leben führen, das mit meinen Werten und Überzeugungen immer wieder aufs Neue übereinkommt. Das unterstützt mein Gefühl von Identität und meine Lebenszufriedenheit. Ich komme auf diesem Weg mit mir selbst ins Reine und kann meine inneren Konflikte durch die regelmäßige Ausrichtung auf meine Werte reduzieren.

Auch gegen Kritik und Druck von außen fühlen wir uns auf dieser Grundlage besser gerüstet. Wir reagieren auf Angriffe von außen spontan manchmal sehr unüberlegt und impulsiv. Wir starten dann einen Gegenangriff oder eine Verteidigung, was vor dem Hintergrund der erlebten Bedrohung unseres Selbstwerts auch verständlich ist. Oft sind unsere Erwiderungen aus dem Ärger heraus dann aber wenig hilfreich. Hier kann es eine Strategie sein, erst mal durchzuatmen und wieder zu sich selbst zurückzufinden. Wir treten dabei innerlich einen Schritt aus der Situation heraus und überlegen uns, wie denn die beste Version unseres Selbst genau jetzt reagieren würde. Allein durch das kurze Innehalten wird unsere Reaktion anders und häufig gewinnbringender mit Blick auf eine zufriedenstellende Klärung ausfallen. Und die beste Version unseres Selbst wird sich sicherlich vor allem für uns und unsere Interessen einsetzen, anstatt den Fokus auf die Schädigung des Gegenübers zu lenken.

So kann ich meine eigene Meinung wertschätzen und mich mit tragfähigen eigenen Entscheidungen einbringen. Gleichzeitig kann ich auch mit meinen Mitmenschen tiefere und wahrhaftigere Beziehungen aufbauen, da ich mich auch anderen gegenüber unverstellt öffnen kann. So lebe ich starke Beziehungen zu anderen, ohne durch diese definiert zu werden. Wenn ich mir also gestatte, in meinem Leben immer wieder ich selbst zu sein, gehe ich meinen eigenen Weg und bringe dabei immer wieder aufs Neue zur Entfaltung, was an Potenzialen und Schätzen in mir aufs Aufblühen wartet.

Lust auf Entwicklung
Beim Entfalten unserer eigenen Möglichkeiten ist die Lust auf Weiterentwicklung eine viel bessere Beraterin als die Angst vor Veränderung. Denn die Angst davor, Fehler zu machen oder zu scheitern, kann dazu führen, dass wir manche Entwicklungen erst gar nicht angehen. Veränderungen sind immer mit Unsicherheiten verbunden. Und diese Ungewissheit löst oft Widerstand in uns aus. Häufig streben wir danach, die gewohnten Sicherheiten für uns zu erhalten und daher vertraute Wege lieber nicht zu verlassen. Denn abseits der gewohnten Gefilde könnten Gefahren lauern. Jede Neuerkundung ist mit Risiko verbunden und wir fürchten uns vor dem Scheitern unseres Abenteuers.

Aber Fehlversuche gehören auch zu späteren Erfolgen dazu. Und am besten ist es, Momenten des Scheiterns mit größtmöglicher Nachsicht und Selbstannahme zu begegnen. So kann ich daraus neue Einsichten und Lernmöglichkeiten für meinen weiteren Weg ziehen. Und so habe ich dann auch Lust auf einen neuen, bestimmt besseren Versuch, anstatt gefrustet aufzugeben.

Auf Basis der Wertschätzung meiner Selbst kann ich mich am besten als wunderbaren Menschen annehmen und gleichzeitig immer wieder gewünschte neue Entwicklungen zuversichtlich gestalten. Denn erst ab dem Moment, in dem ich mir klar darüber werde, wer ich sein möchte und was ich in meinem Leben erreichen möchte, kann ich auch die Entscheidungen treffen, die mich in diese Richtung voranbringen. Nur wenn ich also meinen Kurs kenne, kann ich auch die Segel entsprechend setzen und die aufkommenden Winde für mich nutzen.

Neue Seiten an mir entdecken
Immer wieder in meinem Leben darf ich also neuen Entwicklungen ganz gezielt Raum geben. Denn auch wenn ich schon sehr lange an etwas geglaubt habe, vielleicht sogar mein Leben lang, heißt das tatsächlich nicht, dass es wahr sein und auch für mein weiteres Leben gelten muss (Konrad, 2021). Hierfür ist die traurig-schöne Parabel von Jorge Bucay ein mahnendes Beispiel (Bucay, 2020, S. 7 ff). In ihr lässt sich ein großer und starker Elefant mittels einer dünnen Kette und eines kleinen Holzpflocks seiner Freiheit berauben. Er hatte als Babyelefant viele Stunden versucht, sich zu befreien und

irgendwann erschöpft und entmutigt aufgegeben. Und danach versuchte er nie wieder, sich für seine Freiheit einzusetzen. Dabei war er in der Zwischenzeit gewachsen und stark geworden. Seine Möglichkeiten und Voraussetzungen für eine Befreiung hatten sich grundlegend geändert. Aber er gab dieser neuen Erfahrung keine Chance auf Überprüfung. Er konnte sich dadurch aus der früher gelernten Hilflosigkeit nicht mehr selbst befreien. So kann es uns – vielleicht in weniger drastischer Form – auch in unserem eigenen Leben gehen. Wir dürfen daher die sich uns bietenden Chancen auf Weiterentwicklung immer wieder überprüfen, neu entdecken und nutzen.

> **Beispiel**
>
> *Entdeckung neuer Seiten:* Im Laufe meines Lebens könnte ich die Überzeugung entwickelt haben, dass ich feste Vorgaben brauche, z. B. in der Musik oder beim Tanzen. Nach Noten zu spielen oder eine einstudierte Choreografie zur Aufführung zu bringen, ist mir daher sehr vertraut und ich sehe dies vielleicht sogar als meine Stärke an. Auf der anderen Seite kann das aber auch zu der Überzeugung führen, dass Auswendigspielen oder gar Improvisieren nicht zu meinen Kompetenzen gehört. In meinem Leben kann das dazu beigetragen haben, dass ich Situationen, in denen ich dies hätte überprüfen können, tunlichst gemieden und mich lieber an die vertrauten Sicherheiten gehalten habe. Allerdings habe ich dadurch einem neuen Erleben gar keine Chance gegeben. Und tatsächlich könnte ich mich in einer Situation, in der ich entspannt und vor allem für mich selbst frei tanzen kann, auf einmal in mir drinnen ganz wunderbar fühlen. Und was die anderen dabei über mich und meine Bewegungen denken, ist mir dann schlichtweg egal. Ich bin beim freien Tanzen einfach bei mir und mit mir selbst zufrieden. Ich kann mich dann nach und nach von meiner alten Überzeugung lösen und Freude am freien eigenen Gestalten gewinnen. Wenn ich es nicht ausprobiert hätte, dann hätte ich dieser Seite in mir keine Chance auf Entfaltung geben können.

Für ein erfülltes Leben, das zu mir passt, ist es also immer wieder wichtig, bestimmte Aspekte hinter mir zu lassen und mich das eine oder andere Mal neu zu entdecken und zu erschaffen. Unerlässlich ist es dafür, dass ich von Zeit zu Zeit überprüfe, ob meine einmal gewonnenen Überzeugungen auch tatsächlich immer noch gültig sind. Und dabei kann ich vielleicht herausfinden, dass auch ich wie der Elefant über die Zeit stärker, selbstständiger und freier geworden bin.

Wer sich also das nächste Mal sagen hört: „Das konnte ich noch nie!" oder „Ich bin ein Mensch, der ist …", der halte mal kurz inne und überlege, aus welcher Zeit denn diese Überzeugung stammt und wann sie zuletzt überprüft wurde. Und dann probiere derjenige aus, ob das tatsächlich noch zutrifft. Ich selbst habe es z. B. kürzlich mal wieder mit dem Jonglieren probiert. Das kann ich wie damals als Kind immer noch nicht. Obwohl ich als Schülerin ganz schön viele Stunden Übung reingesteckt habe, bevor ich es aufgab. Aber ganz neu habe ich entdeckt, dass ich jetzt plötzlich den Hula-Hoop-Reifen unserer Tochter in Bewegung halten kann, ohne dass er wie früher immer sofort runter kullert. Vielleicht liegt das an dem modernen Reifen mit seinem Schaumstoff-Überzug und nicht an meinen gesteigerten Fähigkeiten. Toll und befriedigend ist die Entdeckung meines neuen „Könnens" trotzdem.

5.2 Mit äußeren Erwartungen umgehen

Vieles von dem, was wir tun, tun wir nicht vor allem aus eigener Überzeugung heraus. Häufig richten wir unser Handeln danach aus, was wir meinen, dass andere von uns erwarten. Die Erwartungen anderer zu erfüllen, hat uns als Kinder viel Lob und oft auch Anerkennung eingebracht. Und diese tun uns auch als Erwachsene weiter gut. Zudem haben wir an vielen Stellen unseres Lebens erfahren, dass es schmerzhaft, anstrengend und unbefriedigend sein kann, wenn wir uns in unserem Handeln nicht danach richten, was wichtige Menschen in unserer Umgebung für gut und richtig halten. Diese Perspektivübernahme kann an vielen Stellen unseres Lebens auch hilfreich und wichtig sein. So überlege ich beim Familieneinkauf durchaus auch, was der Rest der Familie gerne im Kühlschrank vorfinden möchte und kaufe nicht nur, was ich als Mutter gesund und lecker finde. Oder ich stimme gut mit meinen Auftraggebern ab, welche Art von Seminar oder Vortrag sie sich für ihre Zielgruppe wünschen. Es geht mir hier also nicht darum, Aspekte, die für andere wichtig und gut sind, aus dem Blick zu nehmen. Diese dürfen wir auf jeden Fall auch immer wieder bei unserem Tun und Lassen berücksichtigen. Wir sind schließlich in unserem Alltag häufig mit und für andere tätig. Und die Zufriedenheit und Anerkennung wichtiger Menschen in unserem Umfeld trägt in großem Maß zu unserer eigenen Zufriedenheit bei.

Zu eigenen Zielen zurückfinden
Es besteht bei der starken Konzentration auf die Erwartungen meines Umfelds allerdings die Gefahr, dass ich Dinge auf eine bestimmte Art tue und mich dabei unter Druck setze, um die Erwartungen anderer zu erfüllen. Und dass ich dabei aus dem Blick verliere, was mir selbst wichtig ist und guttut. So kann mich das Streben nach äußerem Erfolg blind machen für meine eigenen Bedürfnisse. Das kennen viele aus der Kindheit, wo z. B. Sport oder Musik der Kinder mehr die Ambitionen von deren Eltern befriedigte als das wirkliche Interesse der so fleißig bis verbissen übenden Kinder. Dabei nehmen die Kinder große Anstrengung und Belastung in Kauf, um die Anerkennung und das Lob der Eltern zu bekommen. Und auch als Erwachsene können die implizit gespürten oder ausgesprochenen Erwartungen von anderen einen belastenden Einfluss auf uns haben. Und empfundene Belastung macht uns in

der Regel nicht besser. Übersteigt die innere Anspannung ein gewisses Maß, dann sind wir mit unserer Aufmerksamkeit mehr im Außen als bei uns selbst, und die Wahrscheinlichkeit für Fehler nimmt zu. Das macht uns unsicher und hemmt unsere Kreativität. Und so erfüllen wir weder die vermeintlich hohen Erwartungen der anderen noch fühlen wir uns in der eigenen Haut wirklich wohl.

Wichtig ist also, immer wieder gut bei mir selbst und meinen eigenen Zielen zu bleiben und so meine Potenziale zur vollen Entfaltung zu bringen. Dabei ist ein erfolgreiches Leben, das an den Maßstäben der anderen gemessen wird, weit weniger wert als ein zufriedenes Leben, das mir selbst und meinen eigenen Bedürfnissen entspricht. Und dabei kann ich trotzdem für hilfreiche Rückmeldungen aus meiner Umgebung offenbleiben. Wie so häufig ist ein Sowohl-als-auch, also die Balance zwischen meinen eigenen Zielen und gleichzeitig dem guten Kontakt zu meiner Außenwelt, der stimmigste Weg. Die zentrale Frage ist also, ob ich beim Abgleich damit, was mein Handeln für andere bedeutet und wie diese mich bewerten, zugleich meine eigenen Werte und Ziele gut im Blick behalte. Ich darf meine beruflichen Aufträge, die ich annehme, also durchaus auch nach dem gestalten, was ich selbst vermitteln und weitergeben möchte. Und sogar danach, was mir selbst Freude und Erfüllung bringt. Ich werde dann nämlich umso besser sein und meine Kunden und Kundinnen umso zufriedener, wenn ich selbst überzeugt und begeistert bin von dem, was ich tue.

Rückmeldungen von außen gut nutzen
Rückmeldung und Inspiration von außen hilft mir zusätzlich dabei, mich zu entwickeln und zu entfalten. Natürlich bestärken mich positive Rückmeldungen von anderen und unterstützen mich bei meinem Tun. Diese darf ich auch gezielt nachfragen und mich so mit positiven Einflüssen umgeben und füllen. Vor allem dann, wenn sie mir ohne überhöhte Erwartungen und belastenden Druck geschenkt werden.

Auch wenn mir Wertschätzung von außen guttut, möchte ich mich nicht zu abhängig machen von der positiven Bewertung durch andere. Ich möchte auch unabhängig vom Urteil anderer meine innere Kraft und Stärke spüren und aktiv gestalten können. Es tut sehr gut, mich selbst immer mal wieder zu fragen, warum es super ist, dass ich genau an dem Platz im eigenen Leben bin, den ich gerade ausfülle. Was zeichnet mich genau da aus und macht mich einzigartig und wunderbar? So richte ich meine eigene Aufmerksamkeit auf die Schätze und Ressourcen in mir und in meinem Leben. Wenn ich diese gut spüre und immer wieder in den Blick nehme, dann kann ich auch mit kritischen Rückmeldungen von außen souveräner umgehen.

Viele von uns erleben es leider, dass die Anzahl kritischer Rückmeldungen die von Lob weit übersteigt. Und oft bewirkt eine einzige negative Rückmeldung, dass mehrere positive Stimmen in den Hintergrund treten. Dann wirkt das gehörte Lob gar nicht mehr, sondern wir beschäftigen uns gedanklich vor allem damit, was nicht gut lief oder was für ein unmöglicher und wenig wertschätzender Mensch der Rückmeldende ist. Wir können konstruktive Kritik durchaus für uns und unsere Weiterentwicklung nutzen. Sinn machen Rückmeldungen vor allem dann, wenn wir dadurch Lernen anstoßen und das Auftreten zukünftiger Fehler reduzieren können. Wie kann es also gelingen, auch kritische Rückmeldungen für uns zu nutzen und sie nicht entweder überheblich abzutun oder frustriert die eigene Leistung abzuwerten?

Es ist dabei sehr spannend, darauf zu schauen, was kritische Rückmeldungen von anderen in mir bewirken. Was stößt es in mir an, wenn ich gesagt bekomme, dass mein Verhalten oder gar die Art, wie ich bin, nicht deren Erwartungen entspricht?

- Bin ich dann offen und interessiert und möchte die Sicht des Gegenübers verstehen?
- Gleiche ich diese vielleicht mit meiner eigenen Zufriedenheit oder Unzufriedenheit ab?
- Kann ich trotzdem zu mir und meinem Tun stehen, wenn ich selbst mein Handeln als vertretbar oder als den in dieser Situation bestmöglichen Weg einschätze?
- Oder versuche ich, mich den Erwartungen der anderen anzupassen und mich dabei vielleicht sogar so zu verbiegen, dass ich mich gar nicht mehr wohl in der eigenen Haut fühle?
- Oder ziehe ich mich beleidigt und frustriert zurück und lasse es die anderen dann einfach zukünftig selbst machen?
- Oder gehe ich in den Gegenangriff über, um meine Stärke zu demonstrieren und meinen Selbstwert womöglich durch Abwertung des anderen wieder zu kitten?

Mein eigener Maßstab sein
Meine Reaktion ist stark davon abhängig, ob ich mich und mein Tun an meinem eigenen inneren Maßstab ausrichte. Mit diesem Blick kann ich offen darüber nachdenken, was mir selbst wichtig ist und was ich für mich erreichen möchte. Dann kann die Rückmeldung von außen ein Baustein sein, den ich in meine Überlegungen und mein Lernen einbeziehe. Dann sehe ich Kritik von außen als ggf. wertvolle Ergänzung, die mich allerdings nicht aus dem guten Kontakt zu mir selbst und dem eigenen ins Auge gefassten Ziel bringt.

Wenn ich meine Wünsche kenne und auf ein klares, realistisches Ziel hinarbeite, dann bin ich auch mehr mit der Überwachung meines eigenen Fortschritts als mit Vergleichen mit anderen beschäftigt. Es wird immer Menschen geben, die schöner, klüger und erfolgreicher sind als ich. Dieses Bild von idealisierten Körpern, grenzenlosem Erfolg und allzeit guter Laune wird uns auch durch die Medien und in der Werbung vermittelt. Das kann unrealistische Erwartungen in unseren doch meist eher normalen Leben nähren und so zu ständigen Enttäuschungen und letztlich gemindertem Selbstwertgefühl beitragen. So können wir uns durch die medial vermittelten Ideale von Schönheit oder perfektem Leben unter Druck fühlen und diesen im eigenen Leben ständig hinterherhecheln, ohne sie jemals erreichen zu können. Das nährt unsere Unzufriedenheit mit uns selbst und beschert uns immer wieder das Gefühl, nicht genug zu tun oder gar zu sein. Und es entfernt uns von unseren eigenen Werten und prägt vielleicht sogar unsere Identität so, dass wir das, was uns selbst mal wichtig und wertvoll war, ganz aus dem Blick verlieren.

In Bezug auf die Medien ist es also besonders wichtig, ein kritisches Bewusstsein für ihre Wirkung auf mich zu bewahren. Ich kann bewusst auch solche Medien nutzen, die mehr als nur klassische Schönheitsideale zeigen. Und ich darf immer wieder in freundlichen Kontakt gehen mit meinem eigenen Körpergefühl, meinen persönlichen Idealen und von mir gewünschten Entwicklungsmöglichkeiten.

Dass es auch im realen Leben erfolgreichere und glücklichere Menschen gibt als mich selbst, mindert gleichzeitig nicht meinen eigenen Wert und die Wichtigkeit meiner Entwicklung. Auch wenn meine eigenen Schritte dabei noch so klein und – global gesehen – vielleicht von wenig Bedeutung sind. Für mich und mein Leben zählt jede Bewegung hin zur Erfüllung meiner Sehnsüchte und zu persönlichem Wachstum. Dabei lebe ich nach meiner eigenen Definition von Erfolg und setze mir meine eigenen Standards. Denn was sich für mich in meinem Leben gut anfühlt und was mir selbst entspricht, kann am allerbesten ich selbst spüren und beurteilen. So lebe ich mein Leben und gestalte meinen ganz eigenen Weg und richte mich dabei immer wieder auch nach meinem inneren Kompass aus. Dabei können Reflexionsmomente mit mir allein hilfreich dafür sein, mir ganz ohne den Einfluss wertender Blicke von außen zu begegnen (Diehl, 2022). So kann ich mich ungestört mit meinen eigenen Gedanken und Gefühlen beschäftigen. Dabei kann ich die Zeit mit mir genießen und mir selbst eine gute Gesellschaft sein, ganz unabhängig von anderen Personen. Gerade in unserem oft so turbulenten Alltag dürfen wir auch dem Bedürfnis nach Alleinsein folgen und uns Muße- und

Wohlfühlstunden nur mit uns selbst gönnen. Oder wir können die Zeit, die wir für uns haben und die uns vielleicht manchmal leer erscheint, ganz bewusst als wertvolle Zeit für uns und die Begegnung mit uns selbst nutzen. Denn wichtige Themen und Gedanken finden manchmal erst in der Ruhe und ganz ohne den Bedarf nach Anpassung an andere Personen ihren Weg in unser Bewusstsein.

5.3 Mein Selbstbild zum Positiven entwickeln

Es gibt bei jedem und jeder von uns bestimmte Eigenschaften, die wir an uns selbst gar nicht mögen. Jedoch bin ich genauso, wie ich bin, nicht zufällig, sondern aus gutem Grund. Alle meine Eigenschaften, vor allem die, die mich schon sehr lange begleiten, haben sich in meinem bisherigen Leben wohl auf die eine oder andere Weise bewährt. Sonst wären sie nicht schon so lange meine Begleiterinnen. In allem, auch dem, was mir an mir nicht gefällt, steckt also immer ein ursprünglich guter und hilfreicher Kern. Und diesen darf ich mir auch für mein weiteres Leben erhalten.

Die guten Anteile wertschätzen
Mein Ziel sollte also nicht sein, meine ungeliebte Eigenschaft gänzlich loszuwerden, also quasi einen Teil von mir abzuschaffen und ein anderer Mensch zu werden. Es kann mir vielmehr gelingen, den guten Anteil meiner Eigenschaft zu erhalten und gleichzeitig die quälende Übertreibung davon zukünftig sein zu lassen. Es kann nämlich durchaus passieren, dass ich es im Laufe meines Lebens mit einer bestimmten Sache zu sehr übertreibe. Das geschieht selten bewusst und ist auf jeden Fall auch als Lösungsstrategie oder zumindest gut gedachter Lösungsversuch zu werten. Trotzdem tritt diese Eigenschaft dann in meinem Leben als „Zuviel des Guten" zutage und kann dadurch für mich und andere sogar quälend, zur Last oder Gefahr werden. Häufig lehne ich diesen Anteil von mir daher auch ab. Und dass die Ablehnung meiner Selbst der Beziehung zu mir nicht guttut, liegt auf der Hand. Meine Aufgabe ist es dann also, den guten Kern der Eigenschaft wertzuschätzen und zu neuem Glanz zu führen. Und die negative Übertreibung zukünftig auf ein hilfreiches Maß herunterzuregeln. Oft hilft hier zusätzlich ein Gegenpol, den ich Seite an Seite zu meiner bisherigen dominanten Eigenschaft etabliere (Schulz von Thun, 2014).

> **Beispiel**
>
> *Einsatz für Balance:* Viele Menschen haben im Laufe ihres Lebens gelernt, dass hoher Einsatz, Verantwortungsübernahme und Zuverlässigkeit im beruflichen Bereich zu guten Ergebnissen führen. Diese Eigenschaften unterstützen uns dabei, erfolgreich zu sein, uns wirksam und wichtig zu fühlen und bringen uns oft auch die Anerkennung unserer Umgebung ein. Sie sind auch allesamt als positive Wesensmerkmale zu werten. Allerdings gibt es bei vielen Menschen auch Zeiten im Leben, in denen trotz großen Einsatzes und unablässiger Anstrengung nicht alle Aufgaben zu schaffen sind. Oder in denen sich Erfolg nicht einstellt, da die Umstände ungünstig sind und dem eigenen Vorankommen im Weg stehen. Jetzt ist es nur menschlich, zunächst mit den bekannten und bewährten Lösungsstrategien, also hohem Einsatz, Verantwortungsübernahme und Zuverlässigkeit auf diese Entwicklung zu reagieren. Denn bisher haben diese Strategien ja in der Regel zu Erfolg und Anerkennung geführt. Tritt durch mehr desselben dann immer noch keine Besserung ein, dann steigere ich meine Anstrengung und meinen Einsatz immer weiter. Ich übertreibe es also mit dem, was sich bisher als hilfreich erwiesen hatte, in der Hoffnung auf Erfolg. Aus der vertrauten und bisher ja auch hilfreichen Strategie wird dann verbissener Kampf und Selbstaufopferung um jeden Preis. Und damit wird das bisher Gute zum „Zuviel des Guten" und ist in diesem Ausmaß gar nicht mehr hilfreich. Ich beute mich also mittels meiner übertriebenen Strategie selbst aus und treibe mich so auf Dauer in die totale Erschöpfung. Was dazu führt, dass mir das, was mir eigentlich so wichtig ist, nämlich mich verantwortungsvoll und zuverlässig einzubringen, gar nicht mehr möglich ist. Oft realisiert man das erst, wenn der Körper vor lauter Kraftlosigkeit den Dienst quittiert.
>
> Um dies zu verhindern, muss ich mich also auf den hilfreichen Kern besinnen, den meine Strategie ursprünglich hatte. Einsatz, Verantwortungsübernahme und Zuverlässigkeit bleiben wertvolle Tugenden. Allerdings eben nicht um jeden Preis und bis ich hechelnd am Boden liege. Sondern in einem ausbalancierten Ausmaß und mit Blick und Verantwortung auch auf mich und meine eigene langfristige Leistungsfähigkeit und Gesundheit. Welchen hilfreichen Gegenpol gilt es hier zusätzlich zu stärken oder neu in mir zu entdecken? Den des Maßhaltens und der Selbstfürsorge. Denn nur wenn ich selbst immer wieder zu neuer Kraft und Motivation zurückfinde, werde ich auf Dauer wirksam tätig und damit verantwortungsvoll und zuverlässig sein können. Um also meine ursprüngliche Strategie wirksam weiterleben zu können, darf ich ihr den wichtigen Blick auf meine eigenen Bedürfnisse an die Seite stellen. Und natürlich darf ich mich gleichzeitig dafür einsetzen, dass ich es auch mit dieser Tugend nicht übertreibe. Eine übermäßige Schonhaltung und damit der komplette Rückzug oder Ausstieg aus meinem bisherigen Engagement ist nur als letzte Notoption anzusehen, wenn ich keine andere Rettung für mich selbst mehr sehe. Zur Veranschaulichung können wir, wie in Abb. 5.1 dargestellt, unsere auszubalancierenden Tugenden und deren nach Möglichkeit zu vermeidenden negativen Übertreibungen als Quadrat darstellen (Schulz von Thun, 2014). In diesem Quadrat sind im oberen Bereich die beiden hilfreichen Gegenpole dargestellt, die es immer wieder in ein gutes Gleichgewicht zu bringen gilt. Hoher Einsatz geht auf Dauer nur Hand in Hand mit Maßhalten und Selbstfürsorge. Darunter sehen wir „des Guten zu viel", das entsteht, wenn wir es mit unseren guten Tugenden zu weit treiben. Wollen wir uns aus solch einer Übertreibung wieder in den hilfreichen Bereich entwickeln, so richtet sich unser Blick im Quadrat in die diago-

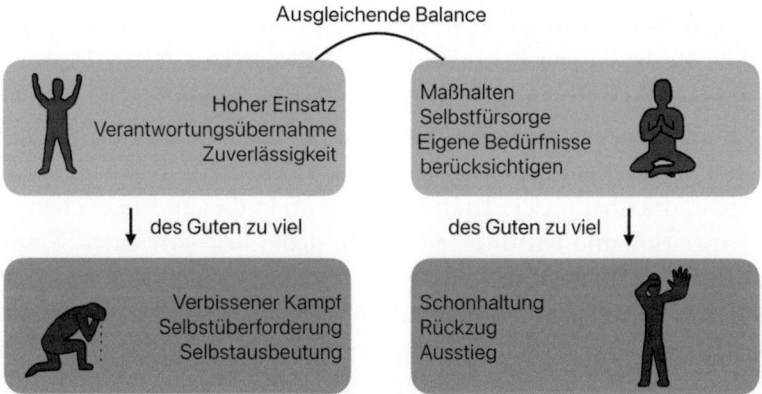

Abb. 5.1 Balance von Einsatz und Selbstfürsorge mit negativen Übertreibungen (angelehnt an das Werte- und Entwicklungsquadrat von Schulz von Thun, 2014)

> nale Richtung nach oben. Wer aus dem verbissenen Kampf und der Selbstüberforderung aussteigen möchte, der darf sich mehr um Maßhalten und Selbstfürsorge kümmern. Wer dagegen übermäßige Schonhaltung und Rückzug überwinden möchte, der darf sich mehr für die eigene Verantwortungsübernahme und Zuverlässigkeit einsetzen.

Wir dürfen, wie im Beispiel beschrieben, also ganz selbstbewusst unsere inneren Anteile stärken, mit denen wir wohltuende Selbstfürsorge und gesunde Abgrenzung unterstützen können. Denn wenn wir uns immer vor allem um die anderen kümmern, kommen dabei oft wir selbst und der Wiederaufbau unserer eigenen Kräfte zu kurz. Der Ausbau unserer Fähigkeit, uns abzugrenzen, ist vor allem ein Zeichen von Selbstrespekt und Souveränität.

Unser Grundbedürfnis nach Zugehörigkeit ist für uns überlebenswichtig. Und wir dürfen uns natürlich dafür einsetzen, dass wir in guter Verbindung mit den Menschen um uns herum stehen. Dazu gehört auf jeden Fall auch, dass wir uns für andere interessieren, sie unterstützen und ihnen Gutes tun. Allerdings können wir für andere dabei dann am besten da sein, wenn wir selbst aufrecht und gestärkt in unserem Leben stehen. Selbstfürsorge ist also die Basis dafür, die eigene Stärke und Zuversicht auch an andere weitergeben zu können.

Meine eigenen Erwartungen regulieren
Oft sind es aber nicht nur oder vornehmlich die Erwartungen der anderen, die mich unter Druck setzen und mich dann zu größerer Anstrengung animieren, als mir selbst eigentlich guttut. Auch meine eigenen Erwartungen können für mich zur Belastung werden und mich zu großer Härte gegen mich

selbst antreiben. So gibt es viele Menschen, die niemanden so unnachgiebig und schlecht behandeln wie sich selbst (Neff, 2022). Dabei können zu hohe Standards, die wir uns selbst setzen, eine Rolle spielen. Ziele zu haben, auch herausfordernde, spornt uns an und gibt uns Richtung und Sinn für unser Tun. Sie sollten aber so gewählt sein, dass sie unsere Möglichkeiten nicht zu deutlich und dauerhaft übersteigen und uns zu einem Maß an Höchstleistung veranlassen, das über unsere Kräfte geht. Denn in diesem Fall erleben wir vor allem Frustration und Unzufriedenheit mit dem Nicht-erreichen-Können der selbst definierten Maßstäbe.

Auch der vorher schon angesprochene Vergleich mit anderen kann dazu führen, dass ich unablässig unrealistischen und für mich selbst unerreichbaren Zielen hinterherhechle. Wenn ich beobachte, dass andere erfolgreicher oder energievoller mit der gleichen Anzahl an Aufgaben klarkommen, die mich fast in den Wahnsinn treiben, kann mich das unzufrieden machen. Warum schaffen die anderen das und ich nicht? Dabei weiß ich erstens oft nicht, wie locker das bei den anderen vonstatten geht oder ob diese nicht auch an der einen oder anderen Stelle kämpfen und nur nach außen darüber kein Wort verlieren. Und zweitens kann es durchaus auch sein, dass anderen die Tätigkeiten tatsächlich leichter von der Hand gehen und daher mit weniger Einsatz und Kraftaufwand zu schaffen sind. Das ändert aber an meinen eigenen Voraussetzungen und Möglichkeiten nichts. Wenn ich mehr Zeit und Kraft benötige, dann darf ich mir das meinen Fähigkeiten entsprechend und in guter Verbindung mit mir selbst auch zugestehen.

Auch unser Streben nach Perfektionismus kann uns zu mehr Einsatz und Anstrengung bringen, als uns selbst guttut. Dabei veranlasst unsere Unzufriedenheit mit dem noch nicht optimalen Ergebnis uns dazu, weiterzumachen, obwohl es ab einem bestimmten Punkt klüger wäre, eine Pause zu machen und erst mal Abstand zu gewinnen, um anschließend unsere Herangehensweise zu überprüfen. Aber oft neigen wir dann zu großer Härte und Unnachgiebigkeit uns selbst gegenüber. Wir halten auch hier an unserer einmal angefangenen Strategie fest, um vermeintlich die Kontrolle zu behalten. Mit welch großem und oft wenig nützlichem Kraftaufwand das verbunden sein kann, zeigt die Metapher des Holzfällers. Wenn sein Werkzeug von der vielen Arbeit stumpf geworden ist, wird er für das Fällen jedes weiteren Baumes immer mehr Kraft aufwenden müssen. Je verbissener er weiterkämpft, desto schwerer und langsamer geht die Arbeit von der Hand. Tritt er aber einen Schritt zurück und bemerkt die stumpf gewordene Säge, dann kann er seine Aufmerksamkeit wieder auf das jetzt Wesentliche und Hilfreiche lenken: sein Werkzeug neu schärfen und nach einer erholsamen Rast mit neuer Kraft ans dann wieder gelingende Werk gehen.

Meine Glaubenssätze überprüfen
Über unsere Glaubenssätze wirken oft Überzeugungen auf uns, die wir vor langer Zeit von Bezugspersonen übernommen oder selbst aufgebaut haben. Wir sagen uns z. B. „Ich muss Erfolg haben" oder „Ich darf keine Schwäche zeigen". Solche Glaubenssätze beeinflussen unser Denken, Fühlen und Handeln. Und wenn wir uns immer wieder unüberprüft nach ihnen richten, dann bestimmen sie unsere Erfahrungen und bestätigen und stärken so die alten Glaubenssätze. Aber diesem Teufelskreis sind wir nicht machtlos ausgeliefert. Wir können unsere Glaubenssätze durchaus auch erneuern. Wobei das nicht immer einfach ist – und umso anspruchsvoller wird, je älter und bewährter die betreffenden Glaubenssätze in unserem Leben schon sind.

Im ersten Schritt ist es wichtig, meine einschränkenden Glaubenssätze zu erkennen und mir deren Wirkung auf mich und mein Leben bewusst zu machen. Ich werde diese nur dann hinterfragen und zu widerlegen versuchen, wenn sie mich einengen, belasten oder anderweitig unzufrieden machen. So kann der Glaubenssatz „Ich muss Erfolg haben" dazu führen, dass ich auch dann verbissen weitermache, wenn ein Erfolg unwahrscheinlich wird oder mit unverhältnismäßig hohen Kosten verbunden ist. Wenn ich eisern an meinem Glaubenssatz festhalte, fällt mir das Eingestehen von Misserfolg oder das Aufhören, bevor ich das gesteckte Ziel erreichen konnte, sehr schwer. Oder ein Aufgeben stürzt mich in große Selbstzweifel und Unzufriedenheit. Oft steckt auch in meinen Glaubenssätzen etwas Gutes, das heißt ein Nutzen, den ich unter Umständen bereit sein muss aufzugeben, wenn ich meinen Glaubenssatz loswerden oder verändern möchte. So spornt mich der Satz „Ich muss Erfolg haben" natürlich auch in hohem Maße an und hat mir mit Sicherheit schon tatsächlich das Überwinden mancher Widerstände und viele Erfolge beschert. Ich darf mir also auch klar darüber werden, mit welchen möglichen Verlusten die Änderung meines Glaubenssatzes einhergehen könnte. Nur wenn ich bereit bin, diesen möglichen Verlust in Kauf zu nehmen, dann kann ich mich an die konstruktive Umformulierung meines Glaubenssatzes machen. Häufig kann dann aus dem starren Glaubenssatz, der oft ein Müssen enthält, ein neuer weicherer und erlaubender Satz werden. Und es ist bei der Umformulierung durchaus auch möglich, den hilfreichen Teil meines früheren Glaubenssatzes für mich zu erhalten.

Erlaubende Sätze formulieren
Aus „Ich muss Erfolg haben" könnte also werden: „Ich darf bei großen Hindernissen auch einfachere Wege wählen". Dieser Satz gibt mir die Freiheit, mich in bestimmten Fällen für eine Alternative zum unermüdlichen

Weiterkämpfen zu entscheiden. So kann ich mit Kraft und Zuversicht an meine Aufgaben gehen und habe gleichzeitig die Gewissheit, dass ich mich auch bei auftretenden Schwierigkeiten selbstmitfühlend begleiten werde. Denn ich darf auf Grundlage dieses neuen erlaubenden Satzes auch mit mir selbst geduldig und verständnisvoll sein. Vor allem in herausfordernden Zeiten sollte ich keine Härte gegen mich selbst zeigen, sondern mich wie einen guten Freund behandeln. Kann ich mir selbst den mitfühlenden Trost und Rat geben, den ich einer meiner besten Freundinnen geben würde, wenn sie in meiner Lage wäre? Wenn ich so an den Dialog mit mir selbst herangehe, kommt oft wirkliche Unterstützung für mich dabei heraus. Mithilfe meiner erlaubenden Sätze übe ich mich in Selbstannahme und werde aufhören, mich selbst und mein eigenes Wohlergehen mit Strenge zu bekämpfen.

Mir unterstützend begegnen

Mich selbst annehmen bedeutet auch, immer wieder dafür zu sorgen, dass ich mich mit mir selbst wohl fühlen kann. So kommt in meinem Leben auch das vor, was mich mit mir in guten Kontakt bringt und meinen wohlwollenden Blick auf mich stärkt. Ich kann durch tägliche Rituale der Selbstfürsorge, z. B. in Form von liebevollen Verabredungen mit mir selbst, in achtsame Resonanz mit mir gehen. Hier begegne ich mir ganz bewusst als Zeichen der Selbstachtung und Selbstliebe. Denn ein Mensch, der liebt, setzt all seine Möglichkeiten, also sein Denken, Fühlen und Wollen, seine Kreativität und seine Kraft dafür ein, den geliebten Menschen glücklich zu machen (Brockert, 2002). Und das dürfen wir immer wieder auch für uns selbst tun. Vor allem an schlechten Tagen dürfen wir besonders liebevoll mit uns selbst sein und gut für uns sorgen. Da diese Momente der Selbstfürsorge viel zu selten einfach ungefragt entstehen, ist es wichtig, diese gezielt zu schaffen und bestenfalls fest in den eigenen Tag einzuplanen.

Besonders elegant ist es, wenn es uns gelingt, täglich sowieso stattfindende Routinen zu Ritualen zu veredeln. So können wir z. B. das Zähneputzen, das in der Regel bei jedem von uns mindestens zwei Mal am Tag stattfindet, als Momente der Begegnung mit uns selbst nutzen. Wir können entweder dabei bewusst eine stärkende Körperhaltung einnehmen oder auch die Dinge in den Blick nehmen, auf die wir uns am bevorstehenden Tag freuen oder für die wir am hinter uns liegenden Tag dankbar sind.

Wir können auch Wege, die wir sowieso zurücklegen, bewusst so gestalten, dass wir uns damit etwas Gutes tun. So habe ich z. B. Kunden, zu denen ich immer mit dem Rad fahre. Ich habe mir hier eine schöne Strecke ausgeguckt und genieße die Bewegung an der frischen Luft. Auch mitzuerleben, wie sich die Wiesen, Bäume und Felder mit den Jahreszeiten wandeln, erlebe ich als wohltuenden und stärkenden Teil meines Alltags. Zu anderen Kunden fahre ich bewusst mit der Bahn, auch wenn das im Vergleich zum Auto oft etwas mehr Vorausplanung und Zeit benötigt. Aber ich genieße die freien Momente, die ich auf der Fahrt dann für mich habe und nehme mir oft etwas Spannendes oder Stärkendes zum Lesen mit.

Indem wir uns selbst eine gute Begleitung sind, können wir uns auf unserem Weg immer wieder selbst annehmen und für das schätzen, was wir sind. Dann gehen wir bewusst mit den Erwartungen von außen um und werden uns auch immer wieder der eigenen Erwartungen an uns bewusst. So können wir unsere Stärken spüren, wertschätzen, wer wir sind und uns auch bei dem Wunsch nach Veränderung und Weiterentwicklung immer wieder hilfreich begleiten. Die folgende Übung ermöglicht solch einen wertschätzenden und akzeptierenden Kontakt zu uns selbst und den eigenen Stärken.

5.4 Übung: Ich bin die beste Version meiner Selbst

Diese Übung hilft dir dabei, dich selbst mehr zu akzeptieren, die eigenen Stärken zu erkennen und eine positivere Einstellung zu dir selbst zu entwickeln.

1. **Vorbereitung:**
   Nimm etwas zum Schreiben zur Hand. Finde einen ruhigen Ort, an dem du dich wohlfühlst und für 10–20 Minuten ungestört bist. Setze dich bequem hin und atme ein paar Mal tief durch, um loszulassen, was dich gerade umtreibt. Und um mit dir selbst in einen guten Kontakt zu kommen.
2. **Reflexion:**
   Denke über die Frage nach: „Was macht mich einzigartig?" Schreibe alles auf, was dir in den Sinn kommt. Das können Eigenschaften, Talente, Erfahrungen oder auch kleine Dinge sein, die dich auszeichnen.
3. **Stärken identifizieren:**
   Erstelle eine Liste deiner Stärken:

   - Was kannst du gut?
   - Was bereitet dir Freude?
   - Was fällt dir leicht?
   - Wobei fühlst du dich wohl?
   - Was schätzen andere an dir?

   Schreibe mindestens fünf bis zehn Punkte auf.

4. **Positive Sätze:**
Formuliere positive Sätze, die deine besten Eigenschaften und Stärken widerspiegeln und damit eine bejahende und zustimmende Haltung dir selbst gegenüber unterstützen. Schreibe deine Sätze in der Ich-Form auf.
Solche Sätze können zum Beispiel sein:

- „Ich bin kreativ und finde immer neue Lösungen."
- „Ich bin einfühlsam und unterstütze andere."
- „Ich bin stark und kann Herausforderungen meistern."

5. **Innere Visualisierung:**
Schließe die Augen und stelle dir vor, wie es sich anfühlt, die beste Version deiner selbst zu sein. Visualisiere, wie du in verschiedenen Lebensbereichen (Beruf, Beziehungen, Hobbys) erfolgreich und zufrieden bist. Fühle die positiven Emotionen, die mit dieser Vorstellung verbunden sind.
Es ist auch völlig in Ordnung, wenn du deine Vorstellungen gerade nicht visualisieren kannst. Manchmal kann das auf Knopfdruck etwas schwierig sein. Dann denke einfach an Dinge oder bereits erlebte Situationen, die dich glücklich machen, und spüre nach, wie sich das anfühlt. Lasse dich für ein paar Augenblicke in diesem guten Gefühl versinken.

6. **Tägliche Praxis:**
Nimm dir jeden Tag ein paar Minuten Zeit, um deine Sätze laut zu lesen. Du kannst auch vor dem Spiegel stehen und dir selbst in die Augen schauen, während du die Sätze ausprichst. Dies verstärkt die Wirkung und hilft, deine Selbstwertschätzung zu stärken.

7. **Reflexion nach einer Woche:**
Nach einer Woche kannst du die Übung wiederholen und reflektieren, wie sich deine Sicht auf dich selbst verändert hat. Hast du Fortschritte gemacht? Fühlst du dich selbstbewusster? Notiere deine positiven Gedanken und überlege, wie du deine tägliche Selbstakzeptanz-Praxis weiter gut für dich nutzen möchtest.

> **Fragen zur Selbstreflexion dieses Kapitels**
> - Welche positiven Eigenschaften mag ich an mir selbst besonders?
> - Welche einschränkenden Glaubenssätze über mich selbst habe ich?
> - Durch welche erlaubenden Sätze möchte ich diese künftig ersetzen?

Literatur

Brockert, S. (2002). *Du sollst dich lieben: Das neue Menschenbild der Positiven Psychologie* (1. Aufl.). Bertelsmann.

Bucay, J. (2020). *Komm, ich erzähl dir eine Geschichte* (23. Aufl.). Fischer-Taschenbuch-Verlag.

Diehl, S. (2022). *Die Freiheit, allein zu sein: Eine Ermutigung* (Originalausgabe). Arche Perspektiven. Arche Literatur Verlag.

Konrad, S. (2021). *Das bleibt in der Familie: Von Liebe, Loyalität und uralten Lasten* (10. Aufl.). Piper.

Neff, K. (2022). *Kraftvolles Selbstmitgefühl für Frauen: Klar für sich selbst einstehen, engagiert handeln und Erfüllung finden* (H. Lutosch, Übers.) (1. Aufl., deutsche Erstausgabe). Kailash.

Schulz von Thun, F. (2014). *Miteinander reden: 2 Stile*. Rowohlt Taschenbuch Verlag.

6

Ich stelle mich innerlich gut auf

> In meinem Ich steckt ein Wir, das mich vielseitig und flexibel begleitet.

Fokusfragen für dieses Kapitel
- Wie kann ich meine innere Vielfalt erkunden und gut ins gemeinsame Tun bringen?
- Wie finde ich in mir selbst bei aller Pluralität Sicherheit und Stabilität?
- Wie kann ich mir in Momenten des Zweifelns und Bangens eine Stütze und gute Begleitung sein?

Es gibt viele bekannte Modelle, die Menschen nicht als eine einheitliche Persönlichkeit, sondern als ein Zusammenspiel verschiedener innerer Akteure ansehen (z. B. meine vielen Gesichter nach Virginia Satir (Satir, 2019), inneres Team nach Friedemann Schulz von Thun, Seitenmodell nach Gunter Schmidt). Dieses Zusammenspiel verschiedener Persönlichkeitsanteile ist ein ganz normales menschliches Phänomen und hat nichts Unerwünschtes oder gar Krankhaftes an sich. Dabei hat die Interaktion unserer verschiedenen inneren Anteile Einfluss auf unser Verhalten, unsere Entscheidungen und unsere emotionale Verfassung. Die verschiedenen Seiten unserer Persönlichkeit kommen in unterschiedlichen Situationen mehr oder weniger zum Einsatz. Manche Anteile sind dominanter, andere leiser. Wie bei zwischenmenschlichen

Interaktionen kann es auch zwischen unseren inneren Akteuren zu Spannungen und Uneinigkeit kommen (Schmidt, 2017). Das löst in uns dann ein Gefühl der Zerrissenheit aus und kann uns unter Stress setzen. Dem sind wir aber nicht hilflos ausgeliefert. Damit unsere inneren Teamplayer immer wieder gut zusammenspielen, können wir uns ihnen quasi als innere Führungskraft zuwenden und uns bei deren Verständigung hilfreich einbringen (Schulz von Thun & Stegemann, 2024).

6.1 Meine hilfreiche innere Mannschaft

Eine ressourcenorientierte Sichtweise ist hierbei, dass jede und jeder von uns in sich alle Anteile trägt, die zur Bewältigung der Herausforderungen des Lebens erforderlich sind. Diese Anteile haben sich anhand unserer Erfahrungen im Laufe unseres Lebens sinnvoll entwickelt. Wir können diese innere Mannschaft gezielt aufstellen und für unsere Problemlösungen nutzen. Dabei sind unsere verschiedenen Persönlichkeitsanteile nicht statisch einfach auf eine ganz bestimmte Weise da, sondern können von uns immer wieder in eine neue innere Balance gebracht werden (Juchmann, 2023).

Da unsere verschiedenen inneren Anteile und Seiten für unterschiedliche Bedürfnisse, Wünsche und Perspektiven in uns stehen, ist es wichtig, mit ihnen allen immer wieder in einen guten Austausch zu gehen. So bringen wir unsere inneren Anteile miteinander in einen hilfreichen inneren Dialog mit dem Ziel, dass jeder Anteil seinen konstruktiven Beitrag leisten kann. Um eine günstige innere Aufstellung zu erreichen, ist es also von Vorteil, mich genauso mit meinen Stärken und Kompetenzen zu beschäftigen wie mit meinen ungeliebten inneren Saboteuren.

Innere Kritiker und Zweifler hören und ihnen liebevoll begegnen
Auch die auf den ersten Blick schwierigen Anteile in mir haben eine Berechtigung und eine wichtige Funktion. Hierbei ist zu beobachten, dass sich die inneren Anteile, die von mir wenig Wertschätzung und Gehör erhalten, umso zuverlässiger und vehementer melden. Wie in der Kommunikation zwischen Menschen gilt auch hier: Je weniger ich mich gehört und verstanden fühle, desto lauter werde ich und desto häufiger werde ich meine bisher ungehört verklungene Botschaft wiederholen müssen. Je weniger Beachtung meine ungeliebten Anteile also erhalten, desto unzufriedener werden sie und verhalten sich in der Folge immer widerständiger. Denn auch meine inneren Teammitglieder möchten von mir angehört werden und den eigenen Beitrag zum gemeinsamen Teamerfolg beisteuern dürfen.

6 Ich stelle mich innerlich gut auf

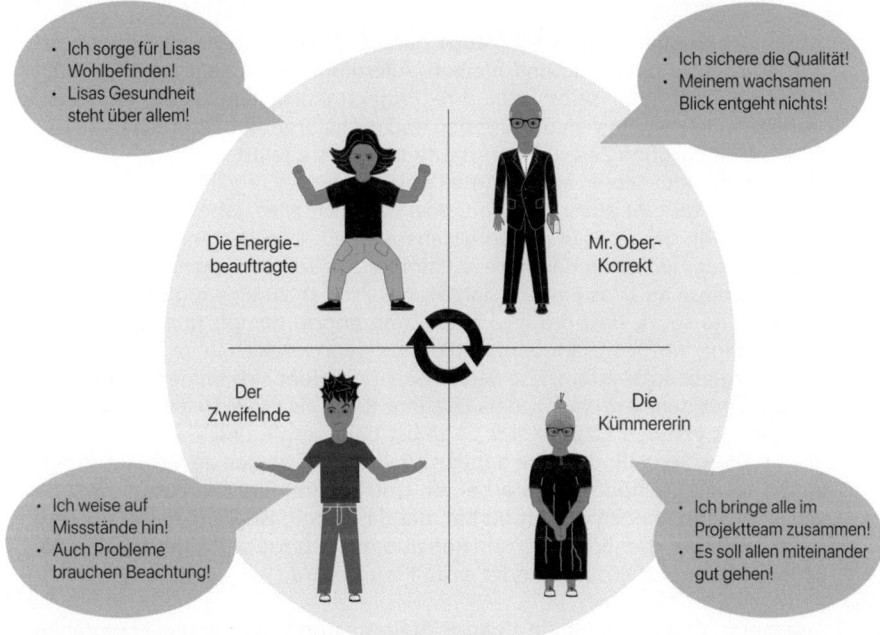

Abb. 6.1 Lisas innere Mannschaft

> **Beispiel**
>
> *Fallbeispiel innere Anteile:* Betrachten wir zur Veranschaulichung hier die berufliche Situation der Projektmanagerin Lisa. Sie leitet unter anderem ein wichtiges Projekt, das demnächst abgeschlossen werden soll. Und wie so oft drängt die Zeit, und die personellen Ressourcen, auf die Lisa zurückgreifen kann, sind knapp. Lisa steht vor der Herausforderung, ihr Projektteam zu großem finalem Einsatz zu motivieren. Dabei beobachtet sie, dass sie es selbst in sich mit verschiedenen inneren Anteilen zu tun hat, zwischen denen sie sich oft hin- und hergerissen fühlt (s. hierzu auch Abb. 6.1).
>
> 1. **Mr. Ober-Korrekt**: Dieser Teil von Lisa setzt sich dafür ein, dass das Projekt fehlerfrei und nach höchsten Standards abläuft. Trotzdem soll dabei auch der Zeitplan genau eingehalten werden. Dieses innere Teammitglied sorgt dafür, dass Lisa sehr gewissenhaft und zuverlässig arbeitet und keine Kompromisse eingeht. Das ist einerseits ein Gewinn für das Projekt und von Lisas Führungskräften gern gesehen. Auf der anderen Seite setzt Lisa sich und ihr Projektteam mit ihrer enormen Detailtreue und Akribie auch unter großen Druck. Dadurch drohen Stress und Überlastung auf allen Seiten.
> 2. **Die Kümmererin**: Vor allem unter hoher Belastung des Projektteams meldet sich auch immer wieder eine fürsorgliche innere Seite von Lisa. Diese möchte, dass das Projektteam harmonisch zusammenarbeitet und es allen miteinander gut geht. Sie fördert die Kommunikation und das Miteinander, sorgt für ein

gutes Arbeitsklima und achtet auch darauf, dass alle trotz des hohen erforderlichen Einsatzes gesund bleiben. Allerdings übernimmt Lisa hierdurch oft Zusatzaufgaben selbst, um ihre Projektmitarbeitenden zu entlasten. Zudem bedeuten die vielen klärenden und motivierenden Gespräche, die Lisa führt, einen großen Zeit- und Kraftaufwand für sie selbst.

3. **Der Zweifelnde**: Dieser innere Anteil von Lisa läutet regelmäßig die Alarmglocken. Er teilt ihr zuverlässig mit, dass das doch alles gar nicht zu schaffen ist und schon gar nicht in der vorgesehenen Zeit. Und je mehr Lisa versucht, diese wenig willkommene innere Stimme zurückzudrängen, desto mehr zweifelt diese an Lisas Einfluss darauf, das Projekt zu einem guten Ende zu führen. Lisa spürt, dass das ihre Motivation enorm dämpft und sie sich vermehrt fragt, wofür sich ihr enormer Einsatz denn letztlich lohnt.

4. **Die Energiebeauftragte**: Diese Seite von Lisa meldet sich immer wieder mal zaghaft mit dem Argument, dass Lisa ihre Rolle als Projektleiterin nur dann weiter gut erfüllen kann, wenn sie selbst bei Energie und klarem Verstand bleibt. Diese Seite hindert Lisa daran, sich selbst auf Kosten des Projekterfolgs in die totale Erschöpfung zu arbeiten. Und sie erinnert Lisa daran, dass sie auch ein Leben neben der Arbeit hat, das ihr wichtig ist. Dank dieser inneren Seite weiß Lisa, dass Erholung und Ruhemomente umso wichtiger für sie sind, je fordernder und anstrengender es im Projekt wird.

Lisa merkt, dass in ihrer Rolle als Projektleiterin und auch in ihrem Privatleben immer wieder Konflikte zwischen ihren verschiedenen inneren Anteilen aufflammen. Sie entdeckt dabei an jeder ihrer inneren Seiten Aspekte, die ihr Schwierigkeiten machen. Oft ist dies der Fall, wenn die inneren Seiten es mit ihrem ursprünglich hilfreichen Beitrag auf die Spitze treiben: Mr. Ober-Korrekt bringt Lisa z. B. dazu, viel Zeit ins letzte Detail zu stecken, was die Ergebnisse jedoch nicht entscheidend besser macht. Die Kümmererin lässt Lisa oft auch dann noch weitere Gespräche führen und alle Stimmen erneut hören und berücksichtigen, wenn Lisas klare Entscheidung Orientierung und Entlastung für alle bringen könnte. Der Zweifelnde sorgt dafür, dass Lisa viel nutzlose Zeit mit Grübeln und Selbstzweifeln verbringt. Und die Energiebeauftragte schafft es in letzter Zeit immer wieder, dass Lisa den Rechner abends nicht nochmal hochfährt, obwohl es wirklich noch Wichtiges zu erledigen gäbe. Und insgeheim spürt Lisa, dass das an einigen Abenden vielleicht sogar die richtige Wahl ist.

Wie gehen wir jetzt gut mit diesen auf den ersten Blick wenig willkommenen Beiträgen unserer inneren Seiten um? Der erste Impuls ist, dieses nervige Verhalten abstellen zu wollen und ungeliebte Seiten aus unserem inneren Team zu verbannen. Allerdings wird an Lisas Beispiel gut sichtbar, dass damit auch wichtige Beiträge der einzelnen Seiten verloren gehen könnten. Um sich diese positiven Beiträge der inneren Akteure zu erhalten, darf Lisa auch mit deren weniger geliebten Anteilen aufmerksam und verständnisvoll umgehen.

Innere Anteile zur guten Zusammenarbeit führen
Mein Ziel ist es also, die bisher wenig geschätzten Seiten in mir nicht einfach zu beseitigen, sondern deren positive Beiträge zu würdigen. Denn wenn ich deren positive Anteile aktiv in meine innere Mannschaft einbinde, können

diese hilfreiche Potenziale für mich und den inneren Teamerfolg entfalten. Denn alle Mitglieder meiner inneren Mannschaft sind zur Erfüllung einer bestimmten Aufgabe da, auch wenn der eine oder die andere es mit dem eigenen Beitrag von Zeit zu Zeit zu ernst nimmt. Ziel ist es also, die hilfreichen Anteile meiner inneren Seiten achtsam einzubinden und mich steuernd dazuzuschalten, bevor jemand es mit seinem Engagement übertreibt. Dies kann in der Übung am Ende des Kapitels mit Blick auf einen eigenen inneren Widersacher (Schulz von Thun, 2014) ausprobiert werden.

Beispiel

Fortsetzung Fallbeispiel innere Anteile: Lisa weiß, dass alle ihre inneren Anteile einen guten Beitrag für sie leisten wollen. Daher setzt sie sich immer wieder dafür ein, alle inneren Akteure gewinnbringend zu integrieren. Dafür hält Lisa eine Art inneres Team-Meeting ab, in dem sie jeder ihrer inneren Seiten Raum gibt, die eigene Perspektive einzubringen. So kann Lisa jeder Seite Wertschätzung für deren hilfreichen Beitrag zum inneren Teamerfolg entgegenbringen.

- **Mr. Ober-Korrekt** erhält von Lisa die Bestätigung, dass Qualität wichtig ist. Lisa weiß, dass sie sich auf diese Seite absolut verlassen kann und daher ihr Projekt insgesamt auf hohen Standards basiert. Und gleichzeitig möchte sie sich jetzt mehr dafür einsetzten, Mr. Ober-Korrekt auch gesunde Grenzen zu setzen. So erkennt sie, dass in der finalen Projektphase bei knappen Ressourcen ein effizientes Vorankommen wichtiger sein kann als immer wieder in Details zu versinken.
- **Die Kümmererin** darf weiter mit achtsamem Blick auf das Miteinander in Lisas Projektteam aktiv bleiben. Um den zeitlichen Aufwand handhabbar zu halten, geht Lisa in regelmäßigen, aber klar terminierten Feedback-Runden mit ihrem Projektteam in den Austausch. So ist sie nah an der Stimmung im Team dran und bekommt auch inhaltliche Schwierigkeiten zeitnah mit. Hier wird die Kümmererin auch zu einer Verbündeten von Mr. Ober-Korrekt, der informiert sein will, wenn sich inhaltlich etwas verschieben sollte.
- **Der Zweifelnde** wird von Lisa ermutigt, konstruktive Kritik zu äußern, wo Lösungen gefunden werden müssen. Allerdings versucht Lisa hier schneller aus dem problemorientierten Gedankenkarussell herauszukommen und sich mehr auf Lösungsmöglichkeiten und Schritte in Richtung erneuten Erfolg zu konzentrieren. Das gibt ihr das Gefühl, ihre Zeit sinnvoller zu nutzen und bei Problemen schneller wieder handlungsfähig zu werden.
- **Die Energiebeauftragte** bekommt von Lisa die ausdrückliche Erlaubnis, sich für Lisas eigenes Wohlbefinden und das Wiederaufladen ihrer Speicher einzubringen. Lisa hat erkannt, dass sie das berufliche Projekt nur dann zu einem guten Ende begleiten kann, wenn sie selbst bei Kraft bleibt. Dafür ist es unerlässlich, dass sie bei allem Fleiß und Ehrgeiz auch auf sich selbst besser achtgibt. Dabei zählt sie zukünftig auf die Unterstützung ihrer inneren Energiebeauftragten.

> Durch diese bewusste Auseinandersetzung mit ihren in Abb. 6.1 dargestellten inneren Anteilen gelingt es Lisa immer wieder, ein funktionierendes Gleichgewicht zwischen ihren inneren Teammitgliedern zu finden. Sie erkennt, dass jeder Teil eine wichtige Funktion hat und dass die zunächst ungeliebten Anteile wertvolle Perspektiven bieten, die sie in ihrer Rolle als Projektmanagerin unterstützen können. Lisa erkennt, dass die Akzeptanz und Wertschätzung aller inneren Anteile sie zu einer kompetenteren und ausgeglicheneren Person machen.

Meinen inneren Seiten eine Gestalt geben
Um gut mit meinen inneren Anteilen arbeiten zu können, ist nicht nur eine wertschätzende Benennung hilfreich, sondern auch deren Verbildlichung. Ich kann also jeder Seite auch eine äußere Gestalt und einen Charakter geben, die zu deren Rolle in meinem Inneren passen. So kann z. B. die Seite, die Erfahrung oder Gelassenheit in mein Inneres bringt, eine ältere Person sein, die mit einem Pfeifchen im Schaukelstuhl sitzt und zufrieden auf das Erreichte zurückblickt. Hilfreich kann es auch sein, sich bekannter Persönlichkeiten aus Politik, Märchen, Comics oder Filmen zu bedienen. So waren z. B. schon viele Pippi Langstrumpfs meinen Klienten und Klientinnen eine Unterstützung, um dem Spielerischen und Mutigen mehr Raum in ihrem Leben zu geben. Häufig taucht spontan eine Assoziation auf, die gut zu einer inneren Seite passt. Diese kann dann ganz individuell ausgestaltet und ergänzt werden, sodass diese innere Seite sich stimmig anfühlt.

Zusätzlich hilft es bei der guten Kontaktaufnahme mit den inneren Teammitgliedern, ihnen einen Platz außerhalb von sich selbst zu geben. Tatsächlich können viele Menschen intuitiv benennen, wo die verschiedenen Seiten sich in der eigenen Wahrnehmung befinden. Manche Teammitglieder flüstern einem beispielsweise von der Schulter aus ins Ohr. Andere sitzen vielleicht zunächst beschwerend mitten auf dem eigenen Herzen und können bei der Arbeit mit der inneren Mannschaft einen neuen, hilfreicheren Platz zugeteilt bekommen. Durch dieses Platzieren im Außen erlange ich besseren Zugriff auf meine inneren Seiten und kann mich so gut als steuernde Instanz in Bezug auf deren gutes Zusammenspiel einschalten.

Wertschätzender Dialog zwischen den Seiten
Anstatt mich zwischen den sich widersprechenden Stimmen meiner inneren Seiten hin- und hergerissen zu fühlen, kann ich diese also in einen wertschätzenden Dialog miteinander bringen. Ich gehe dabei davon aus, dass jede Seite sich auf der Grundlage ihrer Bedürfnisse hilfreich für mich einbringen möchte. Wie bei einem inneren Vermittlungsgespräch lasse ich nacheinander alle Seiten zu Wort kommen und versuche zu verstehen, wofür sie stehen und

wofür sie sich einsetzen wollen. Ich kann die Seiten auf diese Weise miteinander ins Gespräch bringen. So können die Seiten sich darüber austauschen, wie es ihnen miteinander geht. Und ich kann sie als meine eigene innere Führungskraft dabei unterstützen, sich gegenseitig Respekt und Wertschätzung für die jeweiligen guten Beiträge entgegenzubringen. Auf Basis aller Perspektiven suche ich dann gemeinsam mit meinen inneren Teamplayern nach einer Lösung, bei der möglichst alle Seiten mitgehen können. So sorge ich als Teamleiter oder Teamleiterin meines inneren Teams immer wieder für Abstimmung und bleibe gemeinsam mit all meinen inneren Anteilen handlungsfähig.

6.2 Innere Schutzräume etablieren

In unserem oft bewegten Leben sind wir immer wieder mit Herausforderungen konfrontiert, die uns aus dem Gleichgewicht bringen und innere Unruhe und Zerrissenheit hervorrufen können. In solchen Momenten kann es helfen, einen Rückzugsort in uns selbst zur Verfügung zu haben. Das ist ein innerer Schutzraum, der uns Sicherheit und Orientierung bietet. Indem wir diese Schutzräume in uns bewusst gestalten, schaffen wir Orte der Gelassenheit, in denen wir unsere Gedanken sortieren und unsere Gefühle regulieren können. So können wir in schwierigen Zeiten auf unsere innere Weisheit zugreifen und uns mit ihrer Hilfe neu ausrichten. Auf dieser Grundlage können wir Anforderungen wieder gestärkt und lösungsorientiert entgegentreten.

Meine innere Weisheit
Eine hilfreiche und unterstützende Seite, die ich in mir entdecken und bewusst pflegen kann, ist meine innere Weisheit. Sie kann ich mir dann an die Seite holen, wenn ich in einer Situation zunächst keinen Rat mehr weiß. Wenn ich z. B. das Gefühl habe, mein Leben wächst mir über den Kopf. Oder wenn eine Entscheidung ansteht, die mir großes Kopfzerbrechen bereitet. Dann kann ich mich an eine innere weise Instanz wenden.

Diese kann ich z. B. in Form einer beruhigenden, klaren Stimme in mir etablieren, die mir in schwierigen Momenten Mut zuspricht und mich an meine Stärken erinnert. Oder ich kann dieser inneren Weisheit eine Gestalt geben, die für mich gut passt. Vielleicht tritt sie im Körper einer erfahrenen Person auf, die aus ihrem Lehnstuhl in naher oder ferner Zukunft auf mein eigenes Leben zurückblickt. Sie sieht viele Aufregungen des Alltags mit anderen Augen und hat ein feines Gespür dafür, worauf es im Leben wirklich ankommt. Sie kann mich dabei unterstützen zu beurteilen, ob eine anstehende Entscheidung wirklich die Macht hat, Einfluss auf den Verlauf meines Lebens zu gewinnen. Oder meine innere Weisheit hat die Gestalt eines alten Baumes, der schon viele Jahre auf das Treiben um sich herum schaut. Er hat über seine tiefen Wurzeln Zugang zu unerschöpflichen Kraftressourcen und verfügt über eine große Gelassenheit und Zuversicht. Er kann mir als meine innere weise Instanz dabei helfen, meine Aufregung zu beruhigen und meine Gedanken neu zu ordnen.

In Momenten der Unsicherheit und Unruhe kann meine innere Weisheit mir dabei helfen, meine Situation aus gesunder Distanz und verschiedenen Blickwinkeln zu betrachten. Sie fördert so ein tieferes Verständnis für die Herausforderungen, mit denen ich konfrontiert bin. Der Abstand und die innere Beruhigung ermöglichen es mir, mit klarem Blick auf mögliche Wege zu schauen. Meine innere Weisheit knüpft dabei auch an meine Stärken und Ressourcen an. Sie begleitet mich dabei, auf meine vorhandenen Fähigkeiten zurückzugreifen und gute Lösungen für Probleme zu finden.

Mein sicherer Ort in mir
Auch das Etablieren eines sicheren Orts in mir kann in unruhigen Zeiten eine große Stütze sein. Er bietet mir einen inneren Rückzugsort, an dem ich mich entspannen und regenerieren kann, selbst in turbulenten Zeiten. Wie schon beschrieben, unterscheidet unser Gehirn nicht zwischen tatsächlichen und vorgestellten Sinneseindrücken. Ich kann mir durch gutes Einüben also in jeder noch so turbulenten Situation einen schönen und sicheren Ort vor mein inneres Auge holen, um mich dort zu entspannen und zur Ruhe zu kommen. Natürlich erfordert das große selektive Aufmerksamkeit, wenn ich mich gerade z. B. an einem belebten Ort befinde. Oft kann mir das Aufsuchen dieses inneren Orts aber auch helfen, wenn es gar nicht um Ruhe im äußeren Trubel geht, sondern wenn ich mich innerlich von meiner eigenen großen Aufregung abgrenzen möchte. Da wir unser Gehirn nicht einfach wie einen Computer runterfahren können, ist es eine gute Möglichkeit, ihm einen alternativen und wohltuenden Inhalt anzubieten. Und das kann z. B. mein sicherer Ort in mir sein. Dabei kann ich mich an einen Ort erinnern, den ich tatsächlich einmal besucht habe. Oder ich schaffe mir meinen Wohlfühlort in meiner Vorstellung (s. hierzu auch die Übung in Kap. 11). Dabei hilft es, möglichst viele Sinne mit einzubeziehen. Was sehe ich um mich herum an diesem Ort? Wie und wo verorte ich mich dort? Welche Geräusche höre ich um mich herum? Wonach riecht es? Was spüre ich auf meiner Haut? Je mehr Sinneseindrücke ich mit diesem Ort verknüpfe und je reichhaltiger ich mir diese ausmale, desto besser werden mein Körper und Geist in die Entspannung an diesem Ort eintauchen können. Und je häufiger ich diesen Ort in meiner Vorstellung aufsuche, desto schneller und leichter wird es mir auch im Ernstfall gelingen, dort Momente der Ruhe für mich zu erleben.

6.3 Mich selbst zur vollen Blüte bringen

Wie kann ich also das Positive in mir noch besser nähren, um mich innerlich gut aufgestellt zu fühlen? Hier hilft die Metapher des Gärtners, der sich mit Interesse und Hingabe seinem Gartenprojekt widmet. Würde ich in meinem Garten einer Pflanze meine Aufmerksamkeit schenken und sie ausdauernd und beständig wässern, die ich dort gar nicht haben möchte? Die verneinende Antwort auf diese Frage fällt uns leicht. Warum widme ich dann aber so viel meiner Zeit Gedanken, die mir nicht guttun und die ich auch gar nicht in meinem Leben haben möchte? Noch dazu vergeude ich mit dieser negativen Aufmerksamkeit wertvolle Momente, die ich auf hilfreiche Inhalte hätte richten können. Es gilt also, als erstes die Gedanken zu erkennen, die mich einschränken und schwächen. Und dann kann ich sie ganz bewusst durch Gedanken ersetzen, die mir Kraft und Zuversicht verleihen. So glaube ich an mich und an das, was ich erreichen möchte. Denn was ich als meine Fähigkeit sehe und anerkenne, wird mir auch besser gelingen. Ich werde also zukünftig den Gedanken mehr Raum und Zeit widmen, die mich erfreuen und beschenken. Denn einer Pflanze, von der ich möchte, dass sie gut gedeiht, gebe ich auch Wasser, sorge für gute Beleuchtung und genug Platz, damit sie wachsen, blühen und Früchte tragen kann.

Für Ausgleich sorgen
Ich trage die Verantwortung für meine gute innere Ausrichtung vor allem selbst. Häufig erwarte ich in Zeiten hoher Belastung, dass andere, z. B. die für mich zuständigen Führungskräfte, meine Ressourcen im Blick haben und mich zum Maßhalten auffordern. Dabei kann ich selbst am allerbesten beurteilen, wo ich gerade stehe und was ich für eine Verbesserung meines Wohlbefindens brauche. Habe ich den Eindruck, dass ich durch meine Tage hetze und mir ständig alles zu viel ist? Oder fühle ich mich wenig angeregt und angesprochen und erlebe, dass die Wochen farblos an mir vorüberziehen? Für die Veränderung solch unbefriedigender Selbstwahrnehmungen darf ich mich selbst verantwortlich fühlen und aktiv für deren Ausgleich sorgen.

Wenn eine Überlastungssituation droht, ist es für mein inneres Gleichgewicht und meine Regeneration sehr wichtig, damit gut umzugehen, wenn noch Dinge zu tun sind. Vor allem bei einer vollen To-do-Liste ist es also zentral, immer wieder darauf zu schauen, ob darin auch Zeit für mich selbst eingeplant ist. Wenn dies aufgrund der Fülle und Dringlichkeit der Aufgaben unmöglich erscheint, ist es besonders wichtig, genau hinzuschauen: Sind alle Aufgaben wirklich gleich wichtig oder dringend? Welche Möglichkeiten zur Neuordnung meiner Prioritäten habe ich? Was kann ich streichen? Wer kann mich unterstützen und entlasten? Häufig bringen mehrere kürzere Arbeitszyklen mit sinnvollen Pausen zum Kraftschöpfen und Neuausrichten auch in Summe bessere Ergebnisse als ein pausenloses Dranbleiben und Weitermachen. Wichtig ist es auch, dabei die eigene Struktur zu wahren und eins nach dem anderen anzugehen. Ich darf mir dann sagen, dass ich nicht allem und allen sofort gerecht werden kann und muss. Mich immer wieder selbst als Priorität zu sehen, schafft erst die Voraussetzung dafür, dass ich auch für andere wirksam und hilfreich und vor allem auf Dauer tätig sein kann. Je voller meine To-do-Liste ist, desto wichtiger wird mein persönlicher Wunschzettel, mit dessen Hilfe ich mich mit Auszeiten, Wohltuendem und Kraftspendendem beschenke.

Beim Übergang in eine Ruhephase ist es hilfreich, den Blick darauf zu lenken, was ich schon alles geschafft habe. Gerade dann, wenn ich bisher nur eine Teiletappe bewältigt habe. Ich sage mir also, dass das, was ich alles getan habe, jetzt fertig ist. Ich blicke auf alles, was ich von dem, was ich mir vorgenommen habe, bereits erledigt habe. Damit bin ich für den Moment zufrieden und stolz auf mich und mein Werk. Nur mit dieser Einstellung kann ich mir wirklich eine Pause gönnen und mich anderem zuwenden und wieder auftanken. Was noch an Aufgaben vor mir liegt, lasse ich bewusst ruhen. Und zwar nicht nur, was mein Tun betrifft, sondern auch in meinen Gedanken. Ich genieße meine Pause und empfinde Ruhe in mir, auch wenn es noch Unerledigtes gibt. Vielleicht kann ich dem Gedanken, dass ich noch nicht abschließend fertig bin, auch etwas Positives abgewinnen? Denn so weiß ich bereits, was ich am folgenden Tag zu tun habe und fühle mich auch weiter gebraucht und hoffentlich sinnvoll beschäftigt.

Positiv mit mir selbst sprechen
Es ist ganz normal, dass wir immer wieder Selbstgespräche führen. Vermutlich sind wir über den Verlauf unseres Lebens dabei selbst unser häufigster und damit auch immer wieder wichtigster Gesprächspartner. Teils sprechen wir laut mit uns, meistens jedoch leise in unserem Kopf. Leider sind unsere inneren Dialoge häufig negativ geprägt und wir sagen Sätze zu uns, die wir unter Umständen früher oft von unseren Bezugspersonen gehört haben: „Du bist zu laut!", „Du kapierst es einfach nicht!", „Du bist dafür zu blöd!". Solche Sätze können sich als feste Glaubenssätze in uns verankern. Indem wir sie beständig wiederholen, schwächen wir unsere Selbstakzeptanz und das Zutrauen in unsere Fähigkeiten.

Wenn ich dagegen meine inneren Dialoge bewusst positiv gestalte, kann ich Schritt für Schritt wieder mehr an meine eigenen Fähigkeiten glauben und auf das Gute in mir selbst und meinem Leben vertrauen. Hilfreich ist es, wenn ich mir einige Sätze überlege, die gut zu mir und meinem Ziel passen.

Am wirksamsten sind kraftvolle aktive Sätze in der Gegenwart. Dabei ist es wichtig, wirklich überzeugt positiv zu formulieren und Verneinungen (kein, nicht, nie wieder …) zu vermeiden. Auch abschwächende Worte wie „vielleicht" oder „könnte" oder „ein bisschen" darf ich einfach weglassen. Dabei sollten meine Sätze aber realistisch sein. Ich werde mir z. B. wohl schwer glauben: „Ich bin ab heute und für alle Zeit der glücklichste Mensch der Welt." Oder: „Mir wird ab heute alles immer perfekt gelingen."

Trotzdem dürfen meine Sätze etwas mehr positive Energie beinhalten als ich mir zu diesem Moment schon voll und ganz glaube: „Ich habe es verdient, glücklich zu sein!" – ganz ohne vielleicht oder manchmal oder ein bisschen. Oder: „Ich vertraue auf meine Fähigkeiten!". Wenn ich diese positiven Sätze passend zu meiner Situation formuliere und dann immer wieder zu mir selbst sage, können sie eine große positive Wirkung auf meine Selbstannahme und mein Gelingen entfalten.

Mich selbst ermutigen
Ähnlich wie mit den inneren Dialogen ist es auch mit dem Ausmaß an Kritik und Lob, das wir uns selbst zukommen lassen. Die meisten von uns sind sehr gut darin, die Dinge zu bemerken, die uns nicht zufriedenstellend gelungen sind. Und dafür kritisieren wir uns und sind mit dem eigenen Ergebnis unzufrieden. Es ist auch wichtig und für das Lernen aus unseren Fehlern hilfreich, wenn wir Entwicklungspotenziale entdecken und uns dafür einsetzen, immer besser zu werden. Und gleichzeitig wissen wir, dass ein Übermaß an Kritik die Motivation und das Zutrauen in ein künftiges gutes Gelingen eher schwächt.

Ich darf mir also gerade, wenn die Dinge nicht so laufen wie geplant, mit Selbstmitgefühl und Verständnis begegnen, statt mich zu verurteilen und abzuwerten. Ich darf mich nach Misserfolgen ausruhen und mir eine Pause gönnen, um wieder zu neuer Kraft zu kommen. Anschließend kann ich mit wieder klarem Kopf die vergangene Situation anschauen. So finde ich heraus, was schon ein guter Ansatz war und wo ich dann falsch abgebogen bin. Ich kann auch prüfen, wie viel des Misserfolgs überhaupt auf mein eigenes Konto geht. Oder gab es ungünstige äußere Umstände, die gar nicht unter meinem Einfluss und damit auch nicht in meiner Verantwortung liegen? Und dann kann ich mit neuer Energie und Zuversicht weitermachen, auch wenn es gerade ziemlich herausfordernd ist. Die Kraft für einen neuen Versuch kann ich viel eher zurückgewinnen, wenn ich mir selbst eine liebevolle und bestärkende Begleitung gerade in Zeiten von Rückschlägen und Lernschleifen bin. Unsere Weiterentwicklung kann uns noch besser gelingen, wenn wir uns mehr selbst loben und sprichwörtlich oder tatsächlich auf die Schulter klopfen für das, was uns gut gelungen ist.

> **Beispiel**
>
> *Lob und Dank an mich selbst:* So endet jede Tanzstunde bei meiner sehr geschätzten Tanzlehrerin damit, dass wir uns alle erst mit der rechten Hand auf die linke Schulter, dann mit der linken Hand auf die rechte Schulter klopfen. Und uns anschließend liebevoll selbst in den Arm nehmen. Damit sage ich mir selbst und meinem Körper danke dafür, was mir heute alles gelungen ist und wie gut ich mich jetzt nach der Bewegung fühle. Auch meine tägliche morgendliche Yoga-Routine schließe ich wie viele, die Yoga praktizieren, mit einem Dank an mich selbst ab. Ich danke mir dafür, dass ich mir die Zeit genommen habe, mir etwas Gutes zu tun. Und so starte ich oft mit einem zufriedenen Lächeln auf den Lippen in den Tag.

6.4 Übung: Der konstruktive Beitrag meines inneren Widersachers

Hier hast du jetzt die Möglichkeit, einen inneren Widersacher in dir besser kennenzulernen und seinen konstruktiven Beitrag in deiner inneren Mannschaft zu erkunden. Suche dir dafür einen ruhigen Ort, an dem du für die nächste Zeit ungestört deinen eigenen Gedanken folgen kannst. Wenn du magst, lege ein Notizbuch oder ein digitales Tool zum Notieren deiner Erkenntnisse bereit.

Gehe im ersten Schritt mit deinem inneren Widersacher oder einer anderen inneren ungeliebten Seite von dir in Kontakt und erkunde ihn oder sie:

- Wer bist du, der mir immer wieder in die Quere kommt oder gefühlt mein Leben erschwert?
- Welche Eigenschaften hat dieser innere Anteil, und welche Verhaltensweisen zeigt er?
- Welche Gedanken, Ängste oder Zweifel bringt dieser innere Anteil in mein Leben ein?
- Welche Gefühle löst es in mir aus, wenn ich an ihn denke und mich näher mit ihm beschäftige?

Gib deinem inneren Widersacher im zweiten Schritt eine äußere Gestalt:

- Ist er männlich oder weiblich?
- Wie groß oder klein ist er/sie?
- Und wie alt?
- Welchen Gesichtsausdruck zeigt er/sie oft?

- Welche Kleidung trägt er/sie?
- Welche Körperhaltung nimmt er/sie ein?
- Gibt es einen Platz rund um deinen Körper, wo du ihn/sie verorten kannst?

Nun gib deinem inneren Widersacher einen Namen. Wichtig ist, dass die Benennung Raum für Wertschätzung und den positiven Beitrag dieses inneren Anteils in dir lässt. So kann eine mahnende Stimme z. B. weiser Wächter oder achtsame Vorsicht genannt werden statt Angsthase oder Sicherheitsfanatiker.

Nun gehe in ein Gespräch mit dieser inneren Seite. Stelle der Seite Fragen und überlege dir aus deren Perspektive Antworten darauf:

- Was möchtest du mir sagen?
- Woher rührt deine Kritik? Was möchtest du mir dadurch mitteilen?
- Wovor möchtest du mich bewahren?
- Was befürchtest du, was passiert, wenn ich nicht auf dich höre?

Notiere die Antworten und Gedanken deiner inneren kritischen Seite möglichst, ohne sie zu zensieren. Sei zu dir selbst ehrlich und bleibe offen für die Rückmeldungen aus deinem Inneren.

Nimm jetzt ganz bewusst eine konstruktive Perspektive ein:

- Welche gute Absicht steckt hinter deiner inneren kritischen Seite?
- Was möchte sie Hilfreiches für dich erreichen?
- Welche Ängste, Sorgen oder Schwierigkeiten möchte sie dir ersparen?
- Wobei möchte sie dir helfen?

Schaue nun darauf, wie du deine Beziehung zu dieser inneren Seite künftig verändern könntest. Was an ihrer Perspektive möchtest du mehr wertschätzen und als hilfreichen Anteil in dir ansehen? Wie kannst du genau diese Perspektive dafür nutzen, künftig besser mit Herausforderungen umzugehen? Welche Anregungen möchtest du aus dieser Perspektive nutzen, um dich weiterzuentwickeln?

Formuliere zum Abschluss der Übung diese gute Absicht in einer liebevollen Botschaft an deinen vermeintlichen inneren Widersacher.

Diese Botschaft könnte z. B. sein:

„Danke, mein achtsamer Wächter, dass du mich daran erinnerst, vorsichtig zu sein. Ich schätze deine Bedenken, mit denen du dafür sorgst, dass ich keine leichtfertigen Entscheidungen treffe. Schenke mir dein Vertrauen, dass ich deine Stimme berücksichtigen und gut auf mich aufpassen werde."

> **Fragen zur Selbstreflexion dieses Kapitels**
> - Welche wenig willkommenen Teammitglieder möchte ich in meiner inneren Mannschaft künftig mehr wertschätzen?
> - Welche hilfreiche Funktion haben genau diese ungeliebten Eigenschaften in meinem Leben?
> - Wie kann ich in positive Verbindung mit mir gehen, gut für mich sorgen und mir selbst immer wieder Mut zusprechen?

Literatur

Juchmann, U. (2023). *Sei du selbst, alle anderen gibt es schon: Wie Frauen Erwartungen abstreifen und befreiter leben* (1. Aufl.). Beltz.

Satir, V. (2019). *Meine vielen Gesichter: Wer bin ich wirklich?* (17. Aufl.). Kösel-Verlag.

Schmidt, G. (2017). *Liebesaffären zwischen Problem und Lösung: Hypnosystemisches Arbeiten in schwierigen Kontexten* (7. Aufl.). Carl-Auer-Verlag.

Schulz von Thun, F. (2014). *Miteinander reden 3: Das „Innere Team" und situationsgerechte Kommunikation*. Rowohlt Taschenbuch Verlag.

Schulz von Thun, F., & Stegemann, W. (Hrsg.). (2024). *Das innere Team in Aktion: Praktische Arbeit mit dem Modell* (15. Aufl.). Rowohlt Taschenbuch Verlag.

7

Ich fühle mich wohl in meinem Körper

> Ich verbinde mich mit meinem Körper als wohlwollendem und unterstützendem Partner.

Fokusfragen für dieses Kapitel
- Wie funktioniert das Zusammenspiel von Körper und Psyche für gutes Wohlbefinden?
- Wie kann ich die Botschaften meines Körpers gut für mich nutzen?
- Wie kann ich mich aktiv im Sinne der Selbstfürsorge mit meinem Körper verbünden?

7.1 Zusammenspiel von Körper und Psyche

Unser gesamtes Erleben und Verhalten basiert auf einem Zusammenwirken von kognitivem System, dem Sitz unseres Denkens, und somatischem System, dem Sitz unseres Wollens (Narbeshuber & Narbeshuber, 2019). Innerhalb unseres Körpers und auch zwischen Körper und Psyche hängt dabei alles mit allem zusammen. So tut beispielsweise körperliche Bewegung auch meinem Gehirn und meiner Stimmung gut. Unser kognitives System ist super im rationalen, analytischen und systematischen Denken. Allerdings sind diese Denkleistungen vergleichsweise langsam und benötigen unsere volle und ungeteilte Aufmerksamkeit.

Das somatische System mit unserer Intuition, Emotionalität und Motivation arbeitet dahingegen in weiten Teilen automatisch ohne unser bewusstes Zutun. Wichtige Funktionen für die Bereitstellung von Energie und die anschließende Regeneration übernimmt dabei unser autonomes Nervensystem. Es besteht aus den zwei Teilen Sympathikus und Parasympathikus (Narbeshuber & Narbeshuber, 2019). Stress und Entspannung haben also klar in unserem Körper lokalisierbare Begleiter. Um diese besser zu verstehen, machen wir einen kleinen Ausflug in die Funktionsweisen unseres autonomen Nervensystems.

Der Parasympathikus ist der Teil des autonomen Nervensystems, der für unseren Ruhemodus und unsere Entspannung zuständig ist (Lackner, 2021). Hier ist der sogenannte Vagusnerv der größte Nerv und wichtigste Teil unseres Parasympathikus. Seine beruhigenden Funktionen sind zentral für ein gesundes Gleichgewicht zwischen Sympathikus und Parasympathikus. Der Vagusnerv reicht vom Hirnstamm bis in den Bauchraum und zweigt auf diesem Weg in viele wichtige Bereiche unseres Körpers ab. So ist er an der Regulation fast aller inneren Organe beteiligt. Zudem hat er über die Ausschüttung von Botenstoffen im Gehirn auch Einfluss auf unsere kognitive Leistung, unser Verhalten und unsere Emotionen. Die Stimulierung des Nervs hat eine beruhigende Wirkung auf unseren Körper und ist somit wichtig für alles, was mit unserer Entspannung zu tun hat. Der Vagusnerv versorgt unseren Körper also mit angenehmer Stimmung, Ruhe und Zufriedenheit. Normalerweise arbeitet er ganz von alleine ohne unser bewusstes Zutun und sorgt in den Situationen, in denen die Anforderungen der Umgebung es erlauben, dafür, dass wir immer wieder zur Ruhe kommen und uns erholen.

Wenn der Vagusnerv allerdings geschwächt ist, gewinnt der Sympathikus die Oberhand, was viele Beschwerden nach sich ziehen kann. In sehr stressigen Zeiten können die Funktionen des Parasympathikus dann von einer Daueraktivierung des Sympathikus überlagert werden. Der Sympathikus als anregender Teil des autonomen Nervensystems ist für Aktivität und Leistungssteigerung und damit auch den Umgang mit Stressoren zuständig. Nehmen wir also mögliche Gefahrenquellen wahr, sorgt unser Sympathikus über die Ausschüttung von Stresshormonen wie Adrenalin und Cortisol dafür, dass wir Energie für größtmögliche körperliche Aktivität zur Verfügung haben. Der Sympathikus stattet uns also mit der nötigen körperlichen Aktivierung aus, um Feinde zu bekämpfen oder uns selbst schnellstmöglich in Sicherheit zu bringen. Dabei werden Körperfunktionen wie Verdauung und Immunsystem, die wir für Kampf oder Flucht nicht dringend benötigen, heruntergefahren.

Allerdings kann unser somatisches System leider nicht unterscheiden, ob wir diese körperliche Aktivierung für die Bewältigung einer aktuellen Herausforderung tatsächlich benötigen. Und das ist bei den häufig mentalen Aufgaben unseres heutigen Lebens in der Regel nicht der Fall. Hier ist eine übermäßige körperliche Aktivierung sogar hinderlich für die optimale Funktionsweise unseres kognitiven Systems. Wenn wir körperlich auf Hochtouren oder gar im Panikmodus sind, ist uns systematisches und strategisches Denken nicht mehr gut möglich. Dieses benötigen wir allerdings heute in der Regel zur Lösung der herausfordernden Aufgaben unseres täglichen Lebens.

Und hier kommen unserer gezielten Aufmerksamkeitslenkung und der bewussten Beeinflussung unseres Denkens eine zentrale Rolle zu. Denn auch wenn unser Körper uns über das autonome Nervensystem ganz selbstständig und zuverlässig begleitet, sind wir diesen Aktivitäten nicht machtlos ausgeliefert. Wir können in vielen Situationen durchaus aktiv Einfluss auf unsere körperlichen Vorgänge nehmen. Dafür ist es wichtig, in guten Kontakt zum eigenen Körper und unseren Gefühlen zu gehen. Denn oft stecken kluge und hilfreiche Antworten im Körper und nicht allein in unserem Kopf. Im besten Fall ergänzen und unterstützen sich unser Körper und unser Denken gegenseitig.

> **Beispiel**
>
> *Zusammenspiel von Denken und Körper:* Angenommen, ich möchte aufgrund der Verspätung meiner aktuellen Fahrt unter Zeitdruck meinen Anschlusszug erreichen. Dann kann ich mir sagen: „Das schaffst du! Das hat schon so oft funktioniert! Also glaube ich fest daran, dass es auch dieses Mal funktionieren wird! Einen Versuch ist es auf jeden Fall wert!" Und mein Körper unterstützt mich bei diesem Vorhaben, indem er Energie für den Spurt über den Bahnhof – Treppen runter, Treppen wieder hoch und rein in den Zug – bereitstellt. Mein Herz pumpt, meine Muskeln brennen, meine Atmung geht schnell – und ich habe es geschafft. In meiner Freizeit beim Joggen wäre ich niemals in diesem Tempo gelaufen und hätte so einen Sprint hinlegen können. Aber in der Sondersituation, verbunden mit meinem großen Wunsch, rechtzeitig an meinem Ziel anzukommen, war es mir möglich. Prima und herzlichen Dank an meinen mich unterstützenden Körper!

Mein Körper als zuverlässiger Botschafter

Mein Ziel ist es also, in möglichst vielen Lebenslagen meinen Körper als Partner zu gewinnen, der mir dabei hilft, meine Ziele gut zu erreichen. Dabei ist mein Körper ein absolut zuverlässiger Botschafter (Smolka & Turecek, 2018). So meldet mein Körper mir z. B. bei anhaltender konzentrierter Arbeit irgendwann ein Gefühl von Müdigkeit. Diese entsteht Forschungen zufolge durch die Anreicherung der schädlichen Substanz Glutamat in den Teilen meines Gehirns, die ich für anspruchsvolle geistige Aktivitäten brauche (Wiehler et al., 2022). Wenn ich trotz Ermüdung weiterarbeite, fällt mir die Konzentration und das Denken immer schwerer. Mein Gehirn fordert also nach intensiver geistiger Arbeit eine Pause. Beim Ausruhen wird sich mein Gehirn dann ganz von selbst regenerieren und die Giftstoffe wieder abbauen. Tatsächlich sind wir mit einem erholten und entspannten Gehirn am kreativsten und haben die besten Ideen. Geistige Ermüdung ist also eine sinnvolle

Botschaft. Unser angemessenes Reagieren darauf sichert den Erhalt wichtiger Funktionen unseres Körpers und damit auch unseres Denkens.

Wenn ich mit meinem starken Verstand mein Gefühl von Überlastung hartnäckig verdränge und überhöre, meldet sich früher oder später mein Körper immer deutlicher zu Wort. Damit möchte er mich freundlich darauf hinweisen, dass es etwas für mich zu tun gibt. Nämlich zum Beispiel eine Pause zur Regeneration einlegen, die angestaute Anspannung bei einem Spaziergang loswerden oder mir eine Mütze zusätzlichen Schlaf gönnen. Jeder von uns kennt hier typische Symptome, die unser somatisches System zuverlässig an das kognitive System sendet. Auf diese wichtigen Signale kann ich allerdings nur dann rechtzeitig reagieren, wenn ich in guter Verbindung mit mir und meinem Körper stehe.

Mein Körpergefühl im Hier und Jetzt habe ich also immer als verlässliche Sicherheit dabei. Es kann mir zeigen, wie es aktuell um mich, meinen Energiehaushalt und mein Wohlbefinden bestellt ist. Ich muss hierfür allerdings in gutem Kontakt zu mir und offen für die Signale meines Körpers sein. Und zwar gerade auch dann, wenn diese Signale unangenehm sind. Ich darf also genau die Körperempfindungen, die nicht willkommen sind und mir vielleicht sogar Angst machen, in den Blick nehmen. Ich gehe dafür in achtsamen Kontakt mit diesen hilfreichen Botschaften meines Körpers, anstatt meine Wahrnehmungen abzutun oder wegzudrücken.

Im ersten Schritt geht es also darum, dass ich vor allem in Zeiten von Anspannung und Belastung immer mal wieder in mich hineinspüre und meinem Körper aufmerksam zuhöre. Dabei gehe ich mit mir selbst und meinem Körper in achtsame Resonanz: Wie fühle ich mich gerade in meinem Körper? Wo fühle ich Anspannung? Wo zwickt, pocht oder schmerzt es? Erst im zweiten Schritt wechsle ich dann ins Denken und Interpretieren, um gut zu verstehen, worum es meinem Körper gerade geht: Welche Botschaft schickt mir mein Körper z. B. mit dem Herzklopfen, dem Ziehen im Nacken oder dem Pochen im Kopf? Woher kommt die Anspannung? Gegen welche Merkmale der aktuellen Situation rebelliert mein Körper gerade und versucht, meine Aufmerksamkeit auf diese zu lenken? Der dritte Schritt bringt mich dann in unterstützende Aktion, um meinen Zustand zu verbessern: Wonach verlangt mein Körper gerade? Was könnte helfen, um ihn wieder in ein besseres Gleichgewicht zu bringen? Was kann ich jetzt gerade tun, um gut auf seine wohlgemeinten Botschaften zu reagieren? Leider sind viele von uns ziemlich gut darin, diese Botschaften zu überhören und ungeachtet deutlicher „Hilfeschreie" des Körpers weiterzumachen. Dann sind wir allerdings gegen unseren eigenen Körper unterwegs und damit auch gegen uns selbst, unsere Leistungsfähigkeit und unser Wohlbefinden.

Psyche hinter dem Körper hören
Vielen von uns fällt es leichter, auf körperlich erlebte Beschwerden zu reagieren und uns hierzu Rat und Unterstützung zu holen. Das erscheint manchem legitimer und gesellschaftsfähiger als aufgrund emotionaler oder psychischer Belastungen nach Hilfe zu fragen. Niemand würde erwarten, dass ich mich zusammenreißen und einfach weitermachen soll, wenn ich mir bei einem Sturz das Bein gebrochen habe. Logischerweise gehe ich dann zum Arzt, akzeptiere zähneknirschend den Gips und schone mich wohl oder übel, bis mein Bein wieder einigermaßen schmerzfrei belastet werden kann. Und ich verstehe auch, warum ich es dann nach und nach wieder mobilisieren, die Muskeln neu aufbauen und dafür ggf. Physiotherapie in Anspruch nehmen muss.

Wenn es sich um psychisch verursachte Leiden handelt, gehen wir damit leider oft anders um. Dabei sind die Symptome unseres Körpers bei Überlastung sehr eng mit unserer Psyche verbunden und wichtige Gradmesser dafür, wie viel Selbstfürsorge wir uns aktuell zukommen lassen. Dann können sogenannte psychosomatische Beschwerden auftreten, also körperliche Symptome, die durch psychische Faktoren beeinflusst oder gar verursacht werden. Hier können also keine rein körperlichen Auslöser für meine Müdigkeit, die Verdauungsprobleme oder Kopfschmerzen gefunden werden. Dann bekomme ich von meinem Arzt die Rückmeldung, dass körperlich alles in Ordnung ist bei mir und ich somit höchstens gegen die körperlichen Symptome eine Arznei einnehmen kann. Diese bewirkt dann allerdings nur für die Zeit der Einnahme eine Verbesserung und ich fühle mich immer noch nicht gesund und leistungsfähig. Bald werde ich voraussichtlich erneut spüren, dass mein Körper hier weitergehende Fürsorge für mein Wohlbefinden von mir erwartet. Spätestens dann darf ich mich auch für andere als körperliche Gründe meiner Beschwerden interessieren und öffnen. Welche Botschaft versteckt sich hier also hinter meiner körperlichen Reaktion und dem augenscheinlich gut funktionierenden Zusammenspiel von Körper und Psyche?

7.2 Mein Körper als kompetenter Partner

Nicht immer sind die Reaktionen und Signale meines Körpers auf den ersten Blick für mich als Hilfestellung zu erkennen. Wenn ich vor einer großen Aufgabe stehe, z. B. einer Präsentation vor vielen Menschen, dann schlafe ich in der Nacht davor vielleicht unruhig. Es kann sein, dass sich in den Stunden davor mein Magen grummelnd meldet, mein Darm aktiv wird und ich öfter auf die Toilette muss. Unmittelbar vor dem Beginn meiner Präsentation spüre ich eine körperliche Unruhe, mein Herz schlägt schneller und meine Hände werden kalt. Wofür soll das denn alles gut sein? Die Symptome, die mein Körper in solch einer Situation zeigt, sind mir erst mal gar nicht willkommen. Ich ärgere mich vielleicht sogar darüber. Da ist es hilfreich, den wichtigen Sinn dieser Körpersignale und die gute Absicht meines Körpers besser zu verstehen. Denn bei allen Aufgaben, die meine Selbstorganisation von mir verlangt, ist mein Körper ein kompetenter Vertragspartner (Schmidt, 2000).

Die beim ersten Hinschauen nervigen Symptome sind nicht dazu da, um mich zu ärgern oder mir meinen Alltag zu erschweren. Sie sind im Gegenteil wichtige Signale und Botschafter meines Körpers. Mein Körper möchte mir nämlich über diese Signale dabei helfen, mich auf die Herausforderung in angemessener Weise vorzubereiten. Er möchte mich dabei unterstützen, diese zu meistern. Daher wirft er vor der nahenden Herausforderung unnötigen Ballast ab (ich muss auf die Toilette), erhöht die Versorgung meines Organismus mit Sauerstoff (ich spüre mein Herz schlagen und atme schneller) und richtet alle meine Sinne darauf aus, dass ich mich voll und ganz auf das Bevorstehende konzentrieren kann. Ich durchdenke also z. B. nochmals meinen Einstieg in den Vortrag, anstatt meine abendlichen Aktivitäten oder das anstehende Wochenende zu planen. Ich darf meinem Körper also immer wieder dankbar sein für das, was er jeden Tag so selbstgesteuert und zuverlässig für mich leistet.

Interpretationsspielraum nutzen
Dabei ist es für eine gelingende Bewältigung der Herausforderung entscheidend, wohin ich meine innere Aufmerksamkeit lenke und was ich anschließend aus den Wahrnehmungen meiner biologischen Körperprozesse mache. Denn ich kann Einfluss darauf nehmen, welche Bedeutung ich meinem inneren Erleben gebe. Viele von uns kennen z. B. einen häufig nach bestimmten Bewegungen plötzlich auftretenden stechenden Schmerz im seitlichen Brustraum. Interpretiere ich diesen als einen Herzanfall und gerate womöglich in große Unruhe? Dann sollte ich schnellstmöglich den Rettungsdienst kontaktieren, denn dann ist akute Gefahr im Verzug. Oder führe ich das Stechen auf einen eingeklemmten Zwischenrippenmuskel zurück? Dann darf ich ruhig bleiben, all meinen Mut zusammennehmen und einmal richtig tief einatmen. Das tut dann nochmal ziemlich weh und danach ist der Schmerz meistens wie weggeblasen. Wie gut kenne ich mich also in meinem eigenen Körper aus und wie passend kann ich dementsprechend auf seine Botschaften reagieren?

Auch beim Bespiel der zu haltenden wichtigen Präsentation und der bei fast allen von uns damit verbundenen Aufregung habe ich einen Interpretationsspielraum, den ich mir zunutze machen kann: Nehme ich mein Gelingen in den Blick und nutze meine erlebte körperliche Aktivierung als Zeichen erhöhter Leistungsfähigkeit? Dann setze ich die zur Verfügung gestellte Energie in eine aktive, mitreißende und spannende Präsentation um. Oder interpretiere ich meine erhöhte Körperaktivität als Zeichen wachsender Überforderung, spüre irgendwann nur noch mein klopfendes Herz und verunsichere mich weiter durch Gedanken an die roten Backen oder Flecken am Hals, die ich jetzt bestimmt wieder bekommen werde? Ich selbst entscheide, was ich aus der von meinem Körper bereitgestellten Energie mache. Es gibt hierfür vielfältige Möglichkeiten, mich unterstützend und lösungsorientiert mit meinem Körper zu verbinden.

Positiven Einfluss nehmen
Ich kann durchaus gezielt positiven Einfluss auf meinen Körper ausüben. Denn die gute Nachricht ist, dass ich genau beim Mitwirken von psychischen Auslösern selbst einen großen Einfluss darauf nehmen kann, wie es mir zukünftig geht. Die Idee dahinter ist, dass eine positive Einflussnahme auf mein psychisches Erleben sich auch auf mein körperliches Wohlbefinden günstig auswirkt. Und was für ein tolles Gefühl ist das zusätzlich, wenn ich mich hier selbst als wirksam und gestaltungsfähig aufgrund meiner eigenen Fähigkeiten erlebe. Im ersten Schritt ist unser Wunsch bei körperlich erlebten Beschwerden, dass diese einfach möglichst schnell und nachhaltig weg sein sollen. Verständlicherweise, denn sie quälen uns ja und hindern uns vielleicht sogar daran, das Leben zu führen, das wir uns wünschen. Das Abwerten und Verfluchen unserer Beschwerden macht es uns gleichzeitig ganz schön schwer, uns mit diesen unterstützend zu beschäftigen. Wie sollen wir gemeinsam mit unserem Körper eine hilfreiche Lösung entwickeln, wenn wir ihn und seine Signale bekämpfen? Daher ist ein wichtiger und zuerst nötiger Schritt, unsere Beschwerden als Lösungsversuch unseres Köpers anzunehmen und diese daher interessiert wahrzunehmen. Wir nehmen die Beschwerden also als wichtiges Signal an und sind offen für die Rückmeldungen unseres Körpers. Dabei kann es helfen, gezielt Körperkontakt mit uns aufzunehmen, also z. B. die Hand auf unser klopfendes Herz zu legen oder zu ertasten, wo es an Schultern und Nacken so zieht.

Im nächsten Schritt ist es hilfreich, dass wir uns damit beschäftigen, was uns unser Körper mit seinen Beschwerden mitteilen möchte. Welche Botschaft sendet mir mein Körper? Wofür stehen meine Beschwerden? Kann ich eine Regelmäßigkeit feststellen, wann die Symptome auftreten? Gibt es typische Auslöser z. B. für mein Magengrummeln oder meine Kopfschmerzen? Wenn ich hier Antworten finde, kann ich mich vielleicht sogar zukünftig schon präventiv um diese Auslöser kümmern. Oder ich kann ein besseres Verständnis für meinen Körper entwickeln.

> **Beispiel**
>
> *Hören auf Körpersignale:* Wenn ich nach großer Anspannung Kopfschmerzen bekomme, könnte ich herausfinden wollen, was mein Körper mir damit mitteilen möchte. Die Kopfschmerzen könnten mir dabei helfen anzunehmen, dass ich nach einer großen mentalen Herausforderung Momente der Ruhe und Entspannung oder auch entspannende Bewegung brauche. Wenn ich mir und meinem Körper diese gönne, dann ziehen sich die Kopfschmerzen auch sehr zuverlässig wieder zurück. Und wenn ich ehrlich zu mir bin, könnte es durchaus sein, dass ich mir diese Momente der Regeneration und Selbstfürsorge das eine oder andere Mal nicht gönnen würde, wenn mein Kopfschmerz als fürsorglicher Botschafter mich nicht so eindeutig auf den Bedarf hinweisen würde. Sollte ich hier meinem Körper also tatsächlich auch ein bisschen dankbar dafür sein, dass er mir so klare Signale schenkt?

Gut vorsorgen

Natürlich bleibt es mein Ziel, die unangenehmen oder sogar quälenden Körperempfindungen so rasch wie möglich wieder zum Positiven hin zu verändern. Wie schon angedeutet, kann es häufig möglich sein, mich vorab schon so zu verhalten, dass sie gar nicht erst auftreten. Wann brauche ich eine Pause oder eine Runde Bewegung, um meine innere Anstrengung oder Anspannung frühzeitig wieder zu senken? Allein die Förderung der Durchblutung bei einem Spaziergang kann mein Energieniveau steigern und mein Wohlbefinden verbessern (Schumacher, 2024). Ich darf auf jeden Fall auch gut für mich sorgen, bevor mein Körper es für nötig erachtet, mich auf einen Mangel an Selbstfürsorge hinzuweisen. So kann ich an vielen Tagen über den Tag verteilt immer wieder für Momente des Entspannens und Auftankens sorgen. Ein Beispiel für einen Tagesablauf mit und ohne solche gezielt entspannenden Momente gibt Abb. 7.1. Hier wird sichtbar, dass ich meinen Stresslevel über den Tag besser unter Kontrolle halten kann, wenn ich nach stressauslösenden Situationen gezielt für Entspannungsmomente und Pausen sorge. Mich in meinem oft getakteten Alltag immer wieder auch zu entspannen, ist also unerlässlich für meine Ausgeglichenheit und mein Wohlbefinden und damit für meine Gesundheit. Wenn ich entspanne, regeneriere ich auch körperlich. Dann werden Stresshormone abgebaut und meine Zellen erneuern sich.

So sind Regenerationsphasen für unsere Gesundheit und unser Wohlbefinden von großer Bedeutung. Denn in solchen Phasen können die angestauten Stresshormone wieder abgebaut werden. Während eines erholsamen Schlafs repariert unser Körper z. B. Gewebe, bildet neue Zellen und stärkt seine Immunabwehr. So steht ein langfristiger Mangel an Erholung und Schlaf in engem Zusammenhang etwa mit Störungen des Stoffwechsels, Herz-Kreislauf-Erkrankungen und dem Risiko für einen Schlaganfall (Roenneberg, 2012). Erholungsphasen sind also kein angenehmer Luxus, sondern für unsere

7 Ich fühle mich wohl in meinem Körper

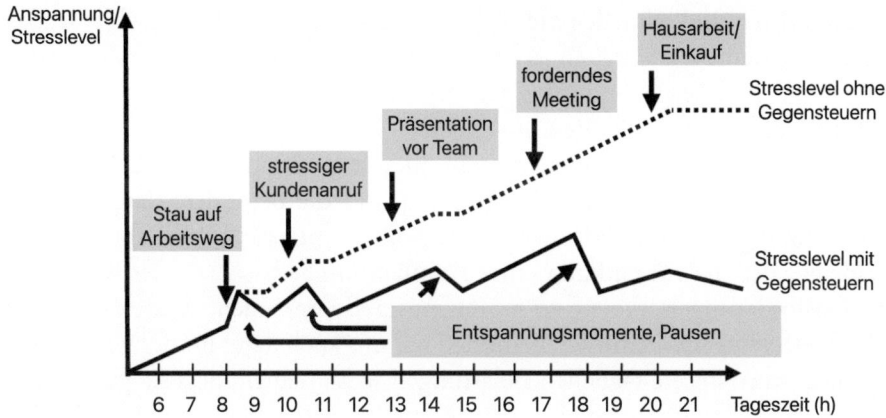

Abb. 7.1 Stresslevel mit und ohne Gegensteuern

Gesundheit und langfristige Leistungsfähigkeit absolut notwendig. Dabei gilt: Je stressiger unser Alltag ist, desto mehr Regeneration und Erholung dürfen wir uns verschaffen. Auch wenn das gerade in Zeiten von hoher Belastung und Stress eine besondere Herausforderung ist. Genau dann, wenn es also am schwersten fällt, ist gezielte Erholung am wichtigsten. Dabei darf jede und jeder von uns selbst herausfinden, was zur eigenen Regeneration jetzt in diesem Moment am besten beiträgt. Ist es ein ausgedehnter Spaziergang oder ein schweißtreibendes Work-out? Eine Tasse Tee ganz für mich allein auf dem Balkon? Oder ein stärkendes Gespräch mit einem vertrauten Menschen?

Dauerbelastung wirkt sich aus

Auch wenn ich längerfristigen hohen Anforderungen ausgesetzt bin, kann mein Körper mir ein verlässlicher Unterstützer sein. Denn wenn mein Verstand beharrlich ignoriert, dass ich ruhebedürftig bin, und wenn ich mich immer wieder gegen mich selbst und das, was mir guttut, entscheide, dann ist mein Körper ein hilfreicher Partner an meiner Seite. Denn er ist oft klüger als mein Verstand. Er meldet sich bei Belastung zuverlässig und verstärkt die Symptome wie Müdigkeit, Kopf- oder Rückenschmerzen, wenn ich die ersten, vielleicht noch schwächeren Anfangssignale nicht beachte. Deswegen sollten wir diese auch nicht einfach mit schmerzlindernden, beruhigenden oder aufputschenden Substanzen abstellen, um dann einfach weiterzumachen wie davor. Und wenn ich die Hilferufe meines Körpers nach Pause, Erholung und Entspannung konsequent ignoriere, dann verweigert mein Körper mir vielleicht sogar komplett das Weitermachen. Dann schickt er mir z. B. einen nicht mehr zu ignorierenden Pfeifton in mein Ohr, eine Kraftlosigkeit, die es mir nicht mehr erlaubt, meinen Tag zu beginnen wie sonst oder einen so unregelmäßigen und schnellen Herzschlag, dass ich doch endlich beschließe, das mal von einem Arzt abklären zu lassen. Besser ist es hier auf jeden Fall, so früh wie möglich zu reagieren und gegenzusteuern, sodass mein Körper nicht mit einem Notfallalarm auffahren muss.

Es gibt aber auch besondere Zeiten, die mir große Aufgaben schicken, die ich vielleicht gar nicht beeinflussen kann und die besondere, längerfristige Anstrengung von mir erfordern. Das können private Umbrüche wie ein Umzug oder die Erkrankung eines Familienmitglieds sein. Oder berufliche Herausforderungen, die ein so großes Ausmaß annehmen, dass es an meine Kraftreserven geht. Natürlich bemühen wir uns auch dann immer wieder aufs Neue darum, unsere täglichen Belastungen so zu planen, dass sie gut zu managen sind. Und trotzdem gibt es dann immer wieder Tage, an denen ein Termin auf den anderen folgt, zwischendurch noch dringende Anfragen kommen und uns zusätzlich die Vorbereitung auf eine wichtige Abstimmung am nächsten Morgen im Nacken sitzt. Und dann tun wir doch wieder genau das, wovon wir doch eigentlich sehr gut wissen, dass es uns nicht guttut: Wir bleiben dran, machen keine Pause, trinken zu wenig und essen nur schnell zwischendurch. Dabei müssen wir unsere Anstrengung immer weiter erhöhen, um einigermaßen konzentriert bleiben zu können.

Und so werden unser Körper und unser Geist nach und nach erschöpft, denn sie sind super für effektive Sprints unter voller Belastung gemacht, aber nicht für einen Langstreckenlauf unter Vollgas. Das erscheint uns im Sport sehr logisch: Natürlich kann der Marathonläufer auf die lange Strecke nicht das gleiche Tempo laufen wie ein Sprinter. Für die Langstrecke braucht es eine ganz andere Krafteinteilung, mentale Strategie und auch zwischenzeitige Verpflegung. Und wenn wir genau das in unserem eigenen Leben mal wieder aus dem Blick verloren haben, bleibt unserem Körper gar nichts anderes übrig, als uns Achtungssignale mit zunehmender Intensität oder zur Not auch ein Stoppschild zu präsentieren. Da wir in vollem Lauf und schon mit einem gewissen Tunnelblick unterwegs sind, müssen diese Signale deutlich sein, um unsere Aufmerksamkeit auch wirklich zu erlangen. Und da sind wir wieder bei den körperlichen Beschwerden: Kopfschmerzen, Herzklopfen, Durchfall, Piepsen im Ohr, Zucken am Auge etc.

Bewusst gegensteuern

Nun ist die nächste und sehr wichtige Frage, was denn an Stelle der Beschwerden zukünftig sein soll? Denn wenn die Beschwerden weg sind, nehme ich ja nicht einfach gar nichts mehr in meinem Körper wahr. Wir machen uns also auf den Weg, unser gewünschtes Zielerleben zu erkunden. Auch hier können wir uns wieder auf die Suche machen, ob wir dieses bereits aus anderen Situationen in unserer Vergangenheit kennen. Wie fühlt sich z. B. mein Schultergürtel an, wenn ich wohltuend aktiv bin? Was spüre ich in meinem Kopf bei guter Konzentration? Und was bei Entspannung? Wie fühlt sich das genau an? Wo spüre ich dann was? Falls wir fündig werden, was meistens der Fall ist, ist das ein großes Zeichen der Hoffnung: Wir kennen das, was wir anstreben, bereits. Und wir verfügen über ein Repertoire an bereits erfolgreich ausgeführten Beispielen genau dieses Zielzustands. Das erhöht die Wahrscheinlichkeit, dass wir ihn auch erneut in uns hervorrufen und bei Bedarf gezielt ansteuern können. Welche Muskeln kann ich loslassen? Wohin meinen Blick richten? Welche Bewegungen tun mir gut, damit ich mich besser fühle? Sehne ich mich eher nach körperlicher Aktivität oder einfach nach Ruhe und einem Schläfchen?

Meine Atmung spielt beim hilfreichen Kontakt zu meinem Körper eine zentrale Rolle. An meiner Atmung kann ich erkennen, wie hektisch oder angespannt ich im Moment in meinem Leben unterwegs bin. Generell aktiviere ich beim Einatmen den Sympathikus und kann damit alles auf Aktivität, Aufmerksamkeit und Ressourceneinsatz ausrichten. Je gestresster ich allerdings bin, desto flacher und kürzer wird meine Atmung. Dabei wäre eine tiefe Atmung für die Aktivierung des Sympathikus, den ich für die Bewältigung von Herausforderungen brauche, viel hilfreicher. Zudem hemmt schnelles Atmen die Aktivität des Vagusnervs, der für meine Entspannung nach erfolgter Aktivität zuständig ist. Ich kann Stress also aktiv entgegenwirken, indem ich bewusster und langsamer atme. Mithilfe einer tiefen Atmung kann ich unter anderem meine Versorgung mit Sauerstoff verbessern, was meine Gehirnkapazität und Leistungsfähigkeit steigert.

Zudem kann ich über langsames Atmen gezielt den Vagusnerv stimulieren. Dabei steuere ich über das Ausatmen den Parasympathikus an und gebe meinem Körper damit das Signal für Ruhe, Entspannung und Ressourcenaufbau. Bei einer entspannenden Atmung darf die Ausatmungsphase daher immer länger sein als die Einatmungsphase. So kann ich gezielt meine Herzfrequenz und meinen Blutdruck senken und meine Muskulatur entspannen. Wenn ich also vor einer großen Herausforderung stehe, kann ich mithilfe einer bewussten, ruhigen Atmung meine Aufregung regulieren. Das ermöglicht es mir, mich und meinen Körper auf Abstand von der kritischen Stressschwelle zu halten. Denn gerate ich über diese hinaus, schaltet mein Körper über den Sympathikus auf Angriff oder Flucht um, was für die Bewältigung der heutigen Herausforderungen in der Regel nicht hilfreich ist.

Somit ist die Atmung eine Funktion meines vegetativen Nervensystems, auf die ich ganz gezielt Einfluss nehmen kann. Sie kann mir also als Brücke zwischen meiner bewussten und meiner unbewussten Körperkontrolle dienen. Meine Atmung ist ein einfach und überall nutzbarer Zugang einerseits zu Aktivierung und andererseits zu innerer Beruhigung und Entspannung. So kann ich mich mit einem bewussten Atem sowohl körperlich als auch psychisch gut versorgen und unterstützen.

7.3 Über den Körper die Psyche erreichen

Ich kann also ganz gezielt über meinen Körper Einfluss auf meine Psyche nehmen. Mit bewusst von mir herbeigeführten unterstützenden Körpersignalen, z. B. meiner aufrechten Haltung, meiner bewussten tiefen Atmung oder der Entspannung meiner Muskulatur tue ich mir zunächst körperlich etwas Gutes. So kann ich mich z. B. bewusst aufrichten, dabei mehr Raum für eine tiefere Atmung schaffen und so die Sauerstoffversorgung verbessern und meine Energieversorgung steigern. Gleichzeitig kann ich über meine Körperhaltung auch ganz gezielt meine innere Ausrichtung beeinflussen. Mit einer gezielt eingenommenen, aufrechten und starken Körperhaltung (Power Posing) kann ich mein Gefühl von Selbstbewusstsein und Kontrolle erhöhen. Ich kann dadurch z. B. kreisende Gedanken zur Ruhe bringen und auch sorgenvollen Gefühle beruhigen (Croos-Müller, 2014). Wenn ich also bewusst meinen Körper auf mein gewünschtes Körpererleben ausrichte, sodass ich zunächst körperlich souverän z. B. meinen Vortrag präsentieren kann, dann folgt auch meine innere Einstellung zu der Situation der hilfreichen Haltung meines Körpers. Dabei kann ich spüren, wie meine körperliche Aufrichtung mich selbst auch innerlich stark und wirksam fühlen lässt.

Um herauszufinden, welche innere und äußere Haltung mir gut hilft, kann ich mich einerseits an bereits erfolgreich bewältigte Situationen aus meiner Vergangenheit erinnern. Wann hat das mit dem Präsentieren oder inneren Beruhigen denn schon mal so richtig gut geklappt? Wie ist mir das gelungen? Wie war ich da körperlich aufgestellt? Was genau habe ich da körperlich Unterstützendes getan? Was aus diesem positiven Erleben kann ich für die zukünftige Situation wieder nutzen? Dabei entdecke ich Kompetenzen in mir, die schon vorhanden sind und die ich mir wieder zugänglich machen kann. Eine weitere Möglichkeit ist es, mir Personen anzuschauen, die auf mich souverän und selbstsicher wirken. Wie treten sie auf? Welche Körperhaltung nehmen sie ein? Welche Strategien kann ich mir bei ihnen vielleicht abschauen?

Meine zukünftige innere und äußere gelingende Haltung sollte ich allerdings nicht erstmalig in der Ernstsituation ausprobieren, sondern ganz gezielt aufbauen. Ich kann also mein „Muster des Gelingens" im Vorfeld ausprobieren und richtiggehend einüben. Dann kennen mein Geist und mein Körper ihr hilfreiches gemeinsames Muster, wenn es darauf ankommt.

Alle Sinne als Zugang nutzen

Zur positiven Einflussnahme auf mein Körpererleben kann ich alle meine Sinne zur Hilfe nehmen, also mich z. B. über Körperhaltung, taktile Reize, Gerüche oder akustische Reize erreichen. Denn mein Körper reagiert am besten auf der Ebene des Unbewussten. Über meine Sinneswahrnehmungen kann ich mich und meinen Körper also mit verschiedenen, gezielt dargebotenen Reizen dabei unterstützen, in den erwünschten hilfreichen Modus zu finden.

Eine bewusst eingenommene Körperhaltung, z. B. eine äußere Kraftpose, kann dabei der Auslöser und Unterstützer für mein inneres Erfolgserleben sein. Dabei richte ich mich körperlich auf, lockere meinen Schultergürtel, spüre die Energie in meinem Bauchraum und meinen Kopf als erhobene Krone meines Körpers. Ich atme ein paar Mal tief durch und mache mir zusätzlich mit einem Lächeln Mut. An diese hilfreiche äußere Haltung wird sich dann auch mein inneres Erleben anpassen, und ich werde meine Aufgaben mit größerer Zuversicht und Überzeugung angehen.

Auch mit taktilen Reizen kann ich mich unterstützen: Über die bewusst auf meinem Bauch platzierte Hand kann ich mir selbst das Signal geben, meine Atmung zu vertiefen und innerlich zu größerer Ruhe zurückzufinden. Oder ich kann aufsteigende Angst unterbrechen, indem ich z. B. einen Massageball fest in die Hand nehme und damit einen leichten Schmerzreiz in meiner Handfläche erzeuge. Indem ich mich auf diesen Druckreiz und die taktile Stimulation in meiner Hand konzentriere, kann es gelingen, meine Aufmerksamkeit von der hohen inneren Anspannung wegzulenken und mein Gefühl von Kontrolle wieder zu erhöhen.

Vielen Menschen helfen Gerüche, die sie mit Entspannung verbinden und dann im Ernstfall gezielt zum Ansteuern dieser erwünschten Haltung einsetzen. Je besser der Geruch mit meinem anzusteuernden Zielzustand verknüpft ist, desto leichter werde ich diesen Zustand bei Bedarf mit Hilfe des Geruchs hervorrufen können. Diese Funktion kann jeder mir angenehme und möglichst leicht zugängliche Geruch übernehmen wie z. B. ein Duftöl, der Geruch von Kaffee oder auch der vertraute Geruch von frisch gewaschener Wäsche.

Musik wirkt bei vielen von uns sehr unmittelbar auf die Stimmung und kann je nach Bedarf entweder Energie geben oder beruhigen. Das funktioniert beim Anhören eines entsprechenden Songs. Auch das (gerne laute) Mitsingen zu Musik erhöht zuverlässig quasi ganz nebenbei die Sauerstoffzufuhr und macht mich ebenfalls über die Freisetzung von Endorphinen glücklich. Genauso setzt das Bewegen oder Tanzen zu meiner Lieblingsmusik Endorphine frei und hebt zuverlässig meine Stimmung. Dieser körpereigene chemische Botenstoff sorgt für die Verbesserung meiner Stimmung, die Reduktion von Stress und auch die Linderung von Schmerzen. Und die Ausschüttung dieser Endorphine kann ich auf vielfältige Art z. B. durch Bewegung, Lachen oder auch Berührungen unterstützen.

Allen Sinnen Nahrung geben
Unser Körper ist für die Wahrnehmung und Verarbeitung vielfältiger sinnlicher Erfahrungen gemacht. Doch wie viel Gelegenheit geben wir uns und unserem Körper, in unserem Alltag durch alle Sinne mit der realen Umwelt zu interagieren? Wir dürfen unseren Sinnen auch ohne dringlichen Anlass – wie z. B. dem Herausfinden aus einem Stresserleben – wohltuende Reize darbieten. So versetzen wir uns immer wieder in achtsames Staunen und halten uns dadurch lebendig. Das so entstehende innere Gleichgewicht erhöht wiederum unsere Widerstandsfähigkeit gegen zahlreiche Stressoren unseres Alltags.

Wo können wir also unsere Sinne aktivieren und dabei Ruhe und Fokus aus den Eindrücken in unserer unmittelbaren Umgebung ziehen? Wie schon früher beschrieben, gelingt vielen von uns dies besonders gut draußen in der Natur. Auch ein Park in der Stadt oder ein Blick an den Horizont können hier im Alltag schnell erreichbare Kraftorte sein. Wenn wir uns etwas vom Trubel entfernen, sind wir und unsere Sinne rasch von wohltuenden Eindrücken umgeben. Wir können beim achtsamen Hinschauen, Hören, Riechen, Fühlen und Ertasten in unmittelbaren Kontakt mit unserer Umgebung kommen und spüren unsere Verbindung zur Welt. Dabei kann der Kontakt mit der Welt um uns herum uns auch wieder in besseren Kontakt mit uns selbst bringen. An dieser Stelle können wir also gleich mal überlegen, welche anregenden Eindrücke wir mit all unseren Sinnen erleben und genießen möchten. Wohin und wann machen wir uns dazu auf den Weg?

Gesunde Aktivität pflegen
Neben der Offenheit für sinnliche Erfahrungen sehnt sich unser Körper auch nach Bewegung. Er ist für Aktivität geschaffen und kann bei entsprechenden regelmäßigen Bewegungsanforderungen extrem agil und leistungsstark sein. Diese Möglichkeiten unseres Körpers gilt es auch in unserem heutigen Alltag, der oft wenig Bewegung und Beweglichkeit erfordert, zu pflegen. Denn natürlich passt sich unser Körper auch an und setzt sich bequem zur Ruhe, wenn wir seine enormen Spielräume nicht nutzen. Aber durch regelmäßige oder nach längerer Pause sich nach und nach aufbauende Aktivierung können wir uns prima wieder in größere Aktivität und Agilität bringen.

Dabei tut Bewegung nicht nur unserem Körper, sondern auch unserer Stimmung gut. Der vielen von uns bekannte Wohlfühleffekt nach körperlicher Bewegung hat wieder mit der Aktivität unseres Vagusnervs zu tun. Dieser veranlasst bei körperlicher Aktivität die Ausschüttung des Botenstoffs Dopamin. Dopamin aktiviert unser Belohnungszentrum im Gehirn, sodass wir die körperliche Aktivität als beglückend und erfüllend erleben.

Welche tägliche Bewegung verschaffe ich mir und meinem Körper? Wenn ich über den Tag vorwiegend sitze, kann ich mir z. B. überlegen, wann ich immer mal wieder gezielt aufstehen und bestimmte Aufgaben wie Telefonieren oder Besprechungen auch im Stehen verrichten könnte. Dabei kann ich mich bewusst aufrichten, meine Schultern kreisen oder auch mal auf Zehenspitzen stehen. Einfach all das tun, was mir und meinem Körper jetzt gerade guttut. Und ich kann Wege, die ich sowieso absolviere, so aktiv wie möglich gestalten. Also die Treppe statt des Aufzugs nehmen, ein Stück entfernt parken und eine etwas längere Strecke zu Fuß gehen oder – wann immer möglich – gleich das Rad nehmen. Natürlich ist das Wahrnehmen regelmäßiger Sportangebote auch ein wichtiger Baustein bei der guten Begleitung meines Körpers. Bewegung sollte aber nicht nur ein oder zwei Mal pro Woche, sondern täglicher Teil meines Alltags sein.

Wie häufig erlaube ich meinem Körper ganz intuitive Bewegungen und schöpfe seinen Bewegungsspielraum aus? Mein Körper ist dafür gemacht zu rennen, zu klettern, sich zu strecken, zu drehen und sich ganz klein zu machen. Dinge, die Kinder beim Herumtollen und Spielen ganz automatisch und lustgesteuert täglich tun. Aber viele von uns zwingen den eigenen Körper zu stundenlangem Stillsitzen. Vielfältige Bewegungen tun jedoch auch einem erwachsenen Körper sehr gut. Schon ein wohliges Räkeln und Strecken kann ein kleines Geschenk an meinen Körper sein. Und das geht fast überall immer mal zwischendurch. Ich darf mir also immer wieder überlegen, wie ich die vielfältigen Bewegungsmöglichkeiten meines Körpers ganz bewusst ausschöpfen und erforschen kann. Und dabei kann ich genießen, mich selbst kraftvoll und lebendig zu fühlen.

Hilfreich ist bei der Gestaltung der eigenen Köperaktivierung der Blick auf die Energiebilanz nach erfolgter Aktivität. Fällt diese positiv aus, fühle ich mich nach der Bewegung also angeregt, erfrischt und erfüllt, dann ist mir eine optimale Dosierung gelungen. Eine gewisse körperliche Ermüdung nach ordentlicher Anstrengung kann hier durchaus auch als positiv empfunden werden. Es tut gut, seinen Körper und auch genau die Muskelgruppen zu spüren, die wir im Alltag sonst kaum gebrauchen. Fühle ich mich nach einer Aktivität jedoch erschöpft und kraftlos, dann habe ich mir und meinem Körper zu viel zugemutet. Dann darf ich mich fragen, welche Art und Intensität von Bewegung ich mir zukünftig verschaffe, die mir und den aktuellen Bedürfnissen und Möglichkeiten meines Körpers besser entsprechen.

Den natürlichen Rhythmus einbeziehen

Unser Körper folgt seinem eigenen regelmäßigen Rhythmus. Dieser bestimmt z. B., wann wir Hunger bekommen, wann wir aufmerksam und aktiv und wann wir müde und erholungsbedürftig sind. So haben viele von uns zu Beginn des Tages die meiste Energie und können sich am besten konzentrieren. Sinn macht es für diejenigen also, fordernde Aufgaben genau dann mit wachem Geist anzugehen. Im Alltag richten wir uns jedoch meist mehr nach der Uhr und unseren Gewohnheiten als danach, wie wir uns gerade fühlen und was unser Körper gerade wirklich braucht. Und das tut uns, unserem Körper und unserer Gesundheit gar nicht gut. So stellt etwa Schicht- und Nachtarbeit einen großen Eingriff auf unsere innere Uhr dar. Der natürliche Rhythmus wird dabei durch die Arbeitszeiten ständig aus dem Takt gebracht. Und es ist nachgewiesen, dass dieser ständige physiologische Stress dazu führt, dass der Körper sich schlechter gegen gesundheitliche Schädigungen wehren kann (Roenneberg, 2012). Schichtarbeiter sind daher anfälliger für gesundheitliche Probleme wie Schlafstörungen, Depressionen oder Herz-Kreislauf-Erkrankungen.

Auch Menschen mit normalen Arbeitszeiten richten ihren Schlaf-Wach-Rhythmus heute oft nach anstehenden Terminen aus und lassen sich vom Wecker wecken. Dabei könnten wir viel ausgeruhter aufwachen, wenn wir uns erlauben würden, unseren Schlafzyklus zu Ende zu bringen, als uns mitten daraus herauszureißen. Denn der menschliche Schlaf verläuft in etwa 90-minütigen Zyklen, die aus verschiedenen Phasen bestehen, nämlich Einschlafphase, Leichtschlaf, Tiefschlaf und REM-Schlaf. Die Abkürzung REM steht für „rapid-eye-movement" und bezeichnet die schnellen Augenbewegungen, die in dieser Schlafphase zusammen mit intensiven Träumen auftreten. Während eines Schlafzyklus durchläuft der Körper also unterschiedliche Stadien, die es Körper und Geist ermöglichen, sich über Nacht zu erholen. Dabei sind Tiefschlafphasen für die körperliche Regeneration wichtig. Im REM-Schlaf ist unser Gehirn sehr aktiv und wir verarbeiten in dieser Schlafphase die Erlebnisse des Tages. So sorgt ein ausgewogener Schlaf dafür, dass wir leistungsfähig und gesund bleiben. Von alleine wachen wir aus dem Leichtschlaf am besten auf. Das Abschließen eines kompletten Schlafzyklus hilft uns dabei, die Vorteile jeder Phase so zu nutzen, dass wir nach dem Aufwachen in besserer Stimmung, konzentrierter und leistungsfähiger sind.

Auch Pausen und Ruhezeiten gönnen wir uns oft erst, wenn alles erledigt ist oder die Uhrzeit für die Pause gekommen ist. Wenn wir dabei auf die inneren Signale von Müdigkeit und Erschöpfung nicht reagieren und trotzdem weiterarbeiten, kann dies zu einer erheblichen Abnahme unserer Konzentration, Kreativität und der Güte unserer Entscheidungen führen. Könnten wir uns nicht eine bessere Begleitung sein und in Summe dadurch auch produktiver werden, wenn wir besser auf unsere innere Uhr und die Bedürfnisse unseres Körpers hören würden? Jedes Gehirn benötigt regelmäßige Erholungsphasen, um Informationen zu verarbeiten und neue Kapazitäten aufzubauen. Und wie wir schon gesehen haben, ist unser Körper hier sehr zuverlässig im Anmelden seiner Bedürfnisse. Indem ich also auf meine innere Uhr höre und dann bewusst Pausen einlege, wenn mein Körper und Geist danach verlangen, ermögliche ich es mir, rechtzeitig zu regenerieren. Dabei kann ich mit mehreren kurzen Pausen bei wahrgenommener Ermüdung dafür sorgen, dass ich mich rasch wieder erhole. Warte ich zu lange mit einer Pause, dann summiert sich meine Ermüdung auf und ich brauche länger, um wieder leistungsfähig zu werden. Pausen zur rechten Zeit tragen zu meinem Wohlbefinden bei und erlauben mir letztlich in Summe auch eine höhere Effizienz bei der Erledigung meiner Tätigkeiten.

Wir dürfen also immer wieder auf unseren Körper und seine Bedürfnisse hören und deren Rückmeldungen nutzen, um gut mit uns selbst unterwegs zu sein. Unser Körper weiß oft sehr gut, was für seine optimale Leistungsfähigkeit und sein Wohlbefinden am besten ist. So schlafen wir länger und tiefer und fühlen uns tagsüber erholter und aktiver, wenn wir unserem eigenen natürlichen Biorhythmus folgen. Auch hilft oft schon ein kurzer Mittagsschlaf dabei, im Anschluss wieder frischer und damit auch leistungsfähiger zu sein. Wann verschaffen wir uns also die Gelegenheiten dazu, unserer inneren Uhr zu folgen und uns in unserem eigenen Rhythmus zu bewegen oder sogar auch mal ihm entsprechend treiben zu lassen?

Auch dem Rhythmus der Jahreszeiten mit seinen unterschiedlichen Tageslängen und Temperaturen versuchen wir heute, möglichst wenig Einfluss auf unser Leben zu lassen. Dabei haben z. B. Licht und Temperatur nachweislich Auswirkungen auf uns und unseren Stoffwechsel (Roenneberg, 2012, S. 268 ff.). Als wir Menschen noch nicht unter dem Einfluss künstlicher Beleuchtung und beheizter oder klimatisierter Umgebung standen, hatten die Jahreszeiten noch starken Einfluss auf uns und unser Leben. In den letzten hundert Jahren seit der Industrialisierung haben wir Menschen uns zunehmend von Umwelteinflüssen abgeschirmt. Trotzdem schlafen wir bis heute im Winter länger und die Depressionsraten der Bevölkerung sind im Sommer niedriger. Auch sind wir bei großer Hitze weniger leistungsstark, da unser Körper so klug ist, die dann besonders kraftzehrende Anstrengung zu meiden. Und wenn im Winter die Tage kürzer sind, fährt auch unser Organismus seine Aktivität herunter und sehnt sich nach Ruhephasen und Entspannung. Wenn wir diese natürlichen Zusammenhänge übergehen, brauchen wir also noch mehr Energie, um nicht nur gegen unsere eigene Natur, sondern auch gegen die Einflüsse unserer Umwelt anzukommen. Wir laufen mit einer

Lebensweise, die unsere Umgebung nicht miteinbezieht, daher Gefahr, dass sie uns mehr Kraftanstrengung und Disziplin abverlangt, als nötig wäre.

Wie können wir also unsere Aktivität und Produktivität auch den Einflüssen unserer Umwelt besser anpassen? Es kann uns guttun, in den hellen und warmen Zeiten Licht und Wärme zum Aktivsein und Auftanken zu nutzen. Gleichzeitig dürfen wir uns bei großer Hitze auch mehr Pausen und eine langsamere Geschwindigkeit gönnen. Und in der kalten und dunklen Jahreszeit ist es sinnvoll, dann an die frische Luft zu gehen, wenn die Sonne sich mittags zeigt. Der Winter verwöhnt uns oft auch mit besonders schönen Lichteffekten, sei es am Himmel oder auf der mit Raureif überzogenen Wiese. Auch dürfen wir es uns zusammen mit der früh einsetzenden Dunkelheit so richtig kuschelig und gemütlich machen. Wenn es draußen kalt wird, dann sorgen wir für mehr Wärme in unserem Inneren. Wie der Natur tut es auch uns gut, von Zeit zu Zeit zur Ruhe zu kommen und Raum für uns und unsere Gedanken zu haben. Aus solchen Ruhephasen entsteht die Energie und Lust auf Anfänge und neues Wachstum.

Der gute Kontakt und das achtsame Reagieren auf die Signale meines Körpers sind also tragende Säulen meines Wohlbefindens und meiner Gesundheit. Dabei darf die Fürsorge für meine äußere und innere Balance immer wieder in meinem Leben an erster Stelle stehen. Ich darf mich selbst und meinen Körper ernst nehmen und gut für mich sorgen. Dabei ist es oft hilfreich, der Klugheit meiner körperlichen Bedürfnisse zu vertrauen. Denn in einem gesunden und gut versorgten Körper kann auch ein gesunder Geist aktiv sein.

7.4 Übung: In gutem Kontakt mit meinem Körper

In dieser Übung hast du die Gelegenheit, in guten Kontakt mit dir und deinem Körper zu gehen. So wirst du aufmerksam für seine hilfreichen Signale und kannst angemessen darauf reagieren, wenn dein Körper sich z. B. nach einer Pause oder nach Aktivierung sehnt.

Suche dir hierfür einen ruhigen Platz, an dem du die nächsten Momente ungestört in dich hineinspüren kannst. Schließe die Augen, atme ein paar Mal tief durch und spüre dann ganz aufmerksam in deinen Körper hinein, zunächst ohne etwas verändern zu wollen:

- Wie fühlt sich mein Körper jetzt gerade an?
- Wo fühle ich was?
- Wie tief in meinen Bauch reicht meine Atmung?

- Spüre ich mein Herz schlagen?
- Wo fühle ich Anspannung?
- Wo fühle ich Wohlbefinden?
- Wo in meinem Körper sitzt meine Kraftquelle?

Höre die Botschaften deines Körpers und heiße sie willkommen. Danke deinem Körper für alles, was er täglich ganz ohne dein Zutun für dich leistet. Sichere deinem Körper zu, dass du als wohlwollende Begleitung an seiner Seite bist und bei Bedarf mithilfe seiner Signale neue hilfreiche Wege einschlagen wirst.

Nimm nun unterstützenden Einfluss auf den aktuellen Zustand deines Körpers:

- Wie kannst du deine Körperhaltung so verändern, dass sich dein Körper besser anfühlt?
- Kannst du deine Atmung beruhigen und vertiefen?
- Wo kannst du Verspannungen lösen?
- Wie reagiert dein Köper?
- Hat die bewusste Änderung deiner Haltung auch einen positiven Einfluss auf deine Gedanken und Gefühle?

Überlege nun, welche äußeren und inneren Haltungsänderungen du aus dieser Übung mit in deinen Alltag nehmen möchtest.

- Auf welche Botschaften deines Körpers möchtest du bewusster achten?
- Welche Körpersignale nimmst du zukünftig als Anlass dafür, dir und deinem Körper eine Pause oder gezielte Aktivierung zu schenken?
- Welche Körperhaltung möchtest du häufiger gezielt einnehmen, um in Kontakt zu deinen körperlichen Energiezentren zu gehen?
- Mit welchen Sinneserfahrungen (Musik, Bewegungen, Berührungen, Gerüche …) kannst du dich und deinen Körper zukünftig dazu einladen, wieder in gute Schwingungen zu kommen?

Schließe die Übung ab, indem du beide Arme liebevoll um dich selbst legst und dir eine Umarmung schenkst. Wenn du magst, kannst du dich dabei ein bisschen hin und her wiegen. Und lächle dich selbst innerlich und gerne auch äußerlich an.

Fragen zur Selbstreflexion dieses Kapitels:
- Welche Frühwarnzeichen schickt mein Körper mir, um mich vor Überlastung zu schützen?
- Auf welche Körpersignale möchte ich zukünftig sensibler achten und schneller reagieren?
- Womit tue ich meinem Körper täglich Gutes?

Literatur

Croos-Müller, C. (2014). *Nur Mut! – Das kleine Überlebensbuch: Soforthilfe bei Herzklopfen, Angst, Panik & Co* (7. Aufl.) Kösel.

Lackner, R. (2021). Das Nervensystem beruhigen – zur Ruhe kommen und entspannen. In: *Stabilisierung in der Traumabehandlung*. Springer. https://doi.org/10.1007/978-3-662-62482-1_25

Narbeshuber, E., & Narbeshuber, J. (2019). *Mindful Leader: Wie wir die Führung für unser Leben in die Hand nehmen und uns Gelassenheit zum Erfolg führt*. O.W. Barth.

Roenneberg, T. (2012). *Wie wir ticken: Die Bedeutung der Chronobiologie für unser Leben*. Dumont.

Schmidt, G. (2000). *Der Organismus als kompetenter Vertragspartner von KlientIn und TherapeutIn - Hypnosystemische Strategien für die Utilisation somatischer und psychosomatischer Symptome*, https://shop.auditorium-netzwerk.de/detail/index/sArticle/18340. Zugegriffen am 28.02.2025.

Schumacher, S. (2024). *Die Psychologie des Waldes: Selbsterkenntnis, Neuorientierung und innerer Frieden durch Waldcoaching* (1. Aufl., Originalausgabe). Kailash.

Smolka, H.-M., & Turecek, K. (2018). *Zum Glück mit Hirn. Ein verlockendes Angebot für Glücksskeptiker*. Springer. https://doi.org/10.1007/978-3-662-54453-2

Wiehler, A., Branzoli, F., Adanyeguh, I., Mochel, F., & Pessiglione, M. (2022). A neuro-metabolic account of why daylong cognitive work alters the control of economic decisions. *Current Biology, 32*(16), 3564–3575.e5. https://doi.org/10.1016/j.cub.2022.07.010

8

Ich lebe meine Werte

> » Ich gestalte mir ein Leben, das meinen Wünschen und Werten entspricht.

Fokusfragen für dieses Kapitel
- Wie kann ich meinen eigenen Weg gehen, der mir und dem, was mir wichtig ist, entspricht?
- Wie richte ich mein Leben noch stimmiger an meinen Werten aus?
- Wie gehe ich mit inneren und äußeren Wertekonflikten gut um?

Meine Werte sind Überzeugungen, also bewertende Gedanken, über wichtige Lebensbereiche, z. B. mich selbst, meine sozialen Beziehungen oder meine Lebensumstände. Meine Werte sind dadurch die Grundlage der von mir vertretenen emotional aufgeladenen Konzepte und Glaubensvorstellungen. So können mir beispielsweise in meinem Leben Freude, Ehrlichkeit und Freiheit wichtig sein. Meine Werte haben sich im Laufe meines Lebens durch meine Vorbilder, meine Erziehung, mein kulturelles Umfeld und meine persönlichen Erfahrungen entwickelt. Auch wenn es gar nicht so leicht ist, das eigene Wertesystem in Worte zu fassen, so begleitet es mich dennoch wie stabile Leitlinien in meinem Leben. Denn auch die Werte, die mir gerade nicht bewusst sind, fungieren als ein wichtiger Beweggrund und Ursache meines Handelns. Abb. 8.1 zeigt eine Übersicht über solche wichtigen Werte in den Bereichen

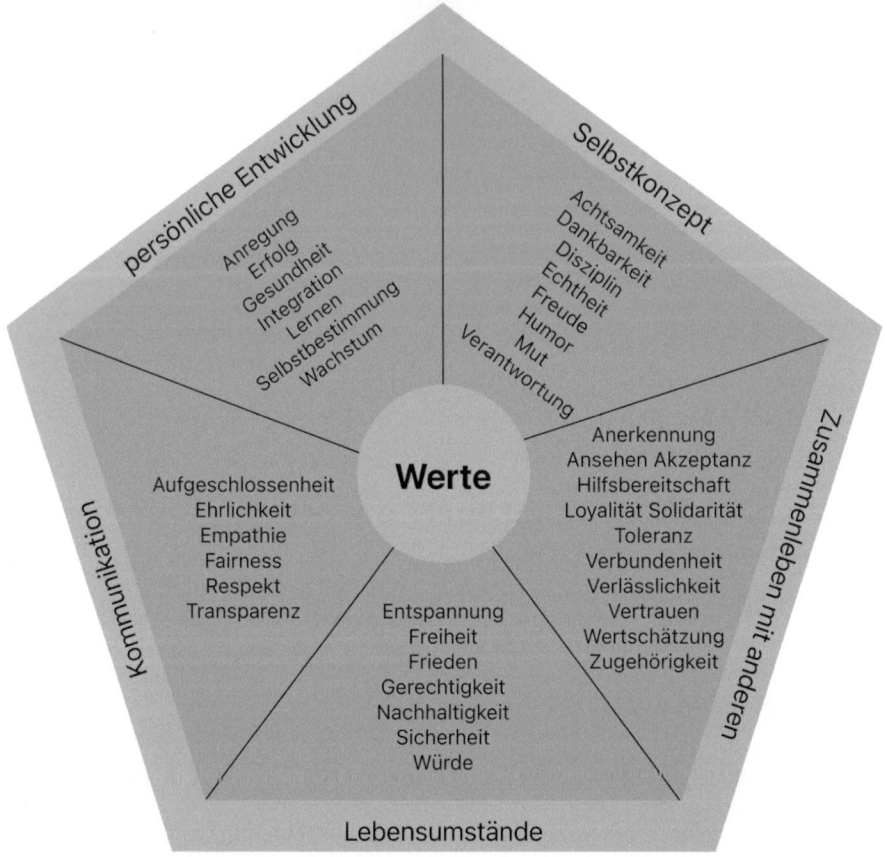

Abb. 8.1 Übersicht über wichtige Werte. (Eigene Abbildung, Werte angelehnt an Schwartz, 2012; Values Academy, 2023)

Selbstkonzept, Zusammenleben mit anderen, Lebensumstände, Kommunikation und persönliche Entwicklung.

8.1 Mir meine Werte bewusst machen

Um mein eigenes Verhalten und in bestimmten Situationen aufkommende Gefühle besser verstehen zu können, kann es sehr hilfreich sein, einen bewussten Blick auf die meinem Handeln und Fühlen zugrunde liegenden Werte zu werfen. Wenn ich dabei erkenne, welche verschiedenen Kräfte hinter meinem Verhalten wirken, kann ich mich selbst dadurch besser verstehen und auch immer wieder hilfreich neu an meinen persönlichen Grundwerten ausrichten. Meine Werte helfen mir dann dabei, meine Ziele so zu formulieren und mein

Handeln so zu gestalten, dass es möglichst gut zu meinen eigenen Überzeugungen passt. Dabei beeinflussen Werte, die für mich besonders wichtig sind, mein Handeln am stärksten.

> **Beispiel**
>
> *Einfluss von Werten:* Wenn beispielsweise Ehrlichkeit ein zentraler Wert für mich ist, wird das Einfluss auf mein Verhalten haben. Angenommen, ich bin Teil eines Arbeitsteams, das gerade an einem wichtigen Projekt arbeitet. Mir fällt bei der Bearbeitung einer Aufgabe auf, dass ein Kollege einen gravierenden Fehler gemacht hat, der das Projekt gefährden könnte. Jetzt hätte ich die Möglichkeit, meine Entdeckung zu verschweigen, um den Kollegen zu schützen und die aus der Situation entstehenden Spannungen im Team zu vermeiden. Wenn mir der Wert Ehrlichkeit aber wichtig ist, werde ich mich recht wahrscheinlich dafür entscheiden, die Wahrheit anzusprechen, auch wenn das für mich und den Kollegen unangenehm sein könnte. Ich stelle in diesem Moment also den Wert Ehrlichkeit über den der Loyalität zu diesem Kollegen. Damit setze ich mich für das Wohl des gesamten Arbeitsteams und die Qualität unseres Projekts ein. Ich nehme aber auch in Kauf, dass mein Verhalten eine Verschlechterung der persönlichen Beziehung zu diesem Kollegen mit sich bringen könnte.

Jedem Menschen sind bestimmte Werte besonders wichtig. Allerdings kann es zu Schwierigkeiten in mir selbst und auch im Zusammenleben mit anderen führen, wenn ich es mit einzelnen Werten zu sehr übertreibe. Damit einzelne meiner Werte nicht zu übermächtig werden, hilft das Wissen darüber, dass jeder Wert eine Art Gegenwert besitzt, mit dessen Hilfe ich die Ausrichtung meiner Werte in Balance halten kann (Schulz von Thun & Stegemann, 2024). Wie wir schon an früherer Stelle gesehen haben, geht es also immer wieder um die Herstellung eines dynamischen Gleichgewichts meiner gegensätzlichen Werte.

> **Beispiel**
>
> *Balance von Werten:* Wenn ich mein Leben einer extremen Disziplin unterordne, dann wird mir auf der einen Seite vieles, was Fleiß und Ausdauer erfordert, gelingen. Andererseits besteht bei zwanghafter Disziplin die Gefahr, dass ich hart gegen mich selbst werde, mir zu wenig Erholung gönne und mir so die Freude an meinem Tun verloren geht. So werde ich eine gesunde Disziplin nur dann stimmig leben können, wenn ich als deren Gegenpol auch den Wert der Freude zum Tragen kommen lassen kann. Ich habe immer wieder beides im Blick: Disziplin und Freude. So kann ich bei meinem Handeln einerseits erfolgreich vorankommen und andererseits gleichzeitig dafür sorgen, dass ich mich dabei immer wieder auch gut fühlen werde.

Entstehung von Werten
Unsere Werte wie z. B. Empathie oder Disziplin werden schon durch unsere frühen Erfahrungen in der Kindheit geprägt. Dabei haben enge Bezugspersonen eine entscheidende Vorbildfunktion für unsere Werteentwicklung. Eine treffende Beschreibung hierfür ist: „Wir können unsere Kinder noch so gut erziehen – sie machen uns doch alles nach." So prägen die Verhaltensweisen der Eltern oft das, was Kinder als normal und richtig empfinden. Vor allem die sozialen Erfahrungen, die wir in unserer frühen Kindheit machen, wirken in uns oft ein Leben lang weiter. Diese Einflüsse können sich in vielfältiger Weise im späteren Leben bemerkbar machen. Beispielsweise kann ein stabiles und liebevolles Elternhaus emotionale Sicherheit vermitteln und so unser späteres Vertrauen in die Stabilität zwischenmenschlicher Beziehungen stärken. Im Gegensatz dazu kann fehlende Klarheit und Orientierung in der frühen Kindheit zu anhaltender Verunsicherung und Haltlosigkeit führen. Im anderen Extrem kann große Rigidität und Starre im Elternhaus dazu beitragen, dass das eigene kritische Denken und das Infragestellen von Überzeugungen sich nur bedingt entwickeln kann. Wir wissen auch, dass eine sehr einengende Erziehung in Rebellion und die Ablehnung der von den Bezugspersonen so streng vertretenen Werte umschlagen kann. Hier zeigt sich, dass v. a. eine einseitige und stark ausgeprägte oder gar übertriebene Orientierung Spuren im späteren Leben hinterlassen kann. Hilfreich für eine stabile und gleichzeitig selbstbestimmte Werteentwicklung ist dahingegen ein Umfeld, das einerseits von emotionaler Wärme und Unterstützung und andererseits von orientierenden Grenzen und Klarheit geprägt ist. Hier liegt also wieder einmal der hilfreiche Schlüssel im Sowohl-als-auch.

Auch die uns umgebenden kulturellen und gesellschaftlichen Rahmenbedingungen haben Einfluss auf die Werteentwicklung. So übernehmen wir im täglichen Leben viele Gewohnheiten und Gepflogenheiten aus unserem Umfeld und halten diese für üblich oder vielleicht sogar allgemeingültig. Wir erklären und begründen unser eigenes Handeln anhand unseres auch kulturell verankerten Wertesystems. Und wir bewerten auch das Verhalten anderer daran. Denn auch wenn überall auf der Welt bestimmte Werte als bedeutsam angesehen werden, so unterscheidet sich deren Gewichtung doch teils erheblich. Dabei werden wir uns häufig erst im Kontakt mit Vertretern aus einem anderen Umfeld und der Wahrnehmung von deren unterschiedlichen Wertevorstellungen und Verhaltensweisen der eigenen Werte bewusst (Fuchs, 2022). Dies zeigt sich z. B. bei Reisen in fremde Länder oder im Kontakt mit Menschen, die aus anderen Ländern in unseren eigenen Kulturkreis kommen. So finden Besucher aus anderen Ländern es in Deutschland beispielsweise befremdlich, wie stark der Wert Ehrlichkeit in der Kommunikation gelebt wird.

Auf Vertreter anderer Kulturkreise können die Direktheit und Offenheit, die in Deutschland üblich sind, schnell unfreundlich oder gar verletzend wirken (Fuchs, 2022).

Weiterentwicklung meiner Werte
Meine Werte bleiben trotz der Einflüsse meiner Persönlichkeit und der entscheidenden Prägungen in früher Kindheit in der Regel nicht mein Leben lang konstant die gleichen. In verschiedenen Lebenssituationen und im Laufe der eigenen Weiterentwicklung verändert sich auch das, was mir für meinen Alltag, meine Aufgaben und meine Beziehungen wichtig ist. Es kann auch sehr hilfreich sein, die eigenen Werte von Zeit zu Zeit gezielt zu überprüfen und regelmäßig an meine Lebenssituation anzupassen.

Dabei waren wir als Kinder in der Regel noch viel eifriger und interessierter im Nachfragen nach dem Ursprung und den Hintergründen der Dinge in unserem Leben. Das trifft vor allem dann zu, wenn wir als Kinder zu kritischem Denken und zum Hinterfragen von Überzeugungen und Werten ermutigt wurden. Als Erwachsene stellen die meisten von uns wesentlich weniger Fragen. Aber gerade interessierte und neugierige Fragen können wieder Bewegung in das Nachdenken über unsere Werte bringen. Dabei dürfen wir auch heute noch mutig sein und unsere eigenen Standpunkte und Ansichten immer wieder kritisch hinterfragen und uns selbst und das, was uns wichtig ist, neu kennenlernen. Auch im Gespräch mit anderen kann eine aufrichtige und interessierte Frage ein guter Weg für den Einstieg in ein tiefgehendes Gespräch und eine wertvolle und klärende Begegnung miteinander sein.

Vielleicht sind wir oft auch besser im Geben von Antworten oder Aufstellen von vermeintlichen Wahrheiten, weil das Stellen von Fragen die eigene Unwissenheit offenbaren könnte? Offen zu fragen ist also zunächst eine Form des Abgebens von Kontrolle, bevor wir dann über das Finden neuer Antworten wieder neue Sicherheit für uns schaffen können. Denn wir Menschen sind sehr anpassungsfähig an sich ändernde Erfordernisse in unserem Umfeld und können somit auch unser Wertegerüst an sich verändernde Rahmenbedingungen angleichen.

> **Beispiel**
>
> *Anpassung von Werten:* In meiner Kindheit spielte beispielsweise Nachhaltigkeit bereits eine gewisse Rolle. Ich lernte diese v. a. von meiner Oma väterlicherseits und meinem Vater. Deren Familie hatte sich durch teils leidvolle Erfahrungen mit knappen Ressourcen daran gewöhnt, sparsam zu sein, und lebte diese Werte auch weiter, als die Zeiten und der Wohlstand sich für alle Familien-

> mitglieder verbessert hatten. So fing meine Oma z. B. immer das Wasser in ihrem Spülbecken auf, um es für das Gießen des Gartens zu benutzen. Auch mein Vater ist bis heute ein ausgeprägter Wassersparer. Nicht, weil er sich eine höhere Wasserrechnung nicht leisten könnte, sondern weil er den achtsamen Umgang mit der knappen Ressource Wasser fest verinnerlicht hat. Und ich erinnere mich noch daran, wie er mich als Kind für meinen von ihm erlernten sparsamen Wasserverbrauch lobte und wie stolz ich darauf war, seinen Erwartungen zu entsprechen und dafür von ihm Anerkennung zu bekommen. Das hat damals sicherlich zur Verfestigung dieses Wertes in meinem Wertegerüst beigetragen. Heute lebe ich Nachhaltigkeit aus eigener Überzeugung und halte diese in der heutigen Zeit auch für wirklich wichtig. Sie ist zu einem festen Bestandteil auch meines Lebens geworden, wenn auch aus anderen Motiven als bei meinen Vorfahren. Und auch mein Vater hat im Verlauf seines Lebens den Wert der Sparsamkeit ergänzt durch eine enorme Großzügigkeit in Bezug auf die Erfüllung der Wünsche seiner Kinder und Enkel. Dieselben Werte können sich also unter veränderten Rahmenbedingungen weiterentwickeln und aus ganz unterschiedlichen Motiven heraus vertreten und gelebt werden.

8.2 Entsprechend meinen Werten handeln

Mein Leben fühlt sich umso stimmiger an, je besser es mir gelingt, meine zentralen Werte in meinem Alltag auch zu verwirklichen. Ich fühle mich mit dem, was ich tue, also dann gut, wenn es meinen Werten entspricht. Ist dies der Fall, fühle ich mich im Einklang mit mir selbst, was meinem Selbstvertrauen guttut und meine Lebenszufriedenheit erhöht. Ich empfinde vor allem dann Erfüllung in meinem Leben, wenn ich mich mit meinem Handeln für meine Werte einsetzen kann. Ziele zu verfolgen, die mit meinen Werten übereinstimmen, gibt meinem Leben Richtung und Sinn. Ist mir in meinem Leben z. B. vor allem persönliche Entwicklung wichtig, fühlt es sich stimmig an, wenn ich mich selbstbestimmt für den eigenen Erfolg und mein Wachstum einsetzen kann. Liegt mein Schwerpunkt auf sozialen Werten, dann werde ich mich verstärkt für Verbundenheit und Wertschätzung innerhalb meines sozialen Umfelds einsetzen. So haben Menschen, denen es immer wieder gelingt, im Einklang mit ihren Werten zu leben, eine höhere allgemeine Lebenszufriedenheit.

Treffen von Entscheidungen
Meine Werte geben mir Orientierung in meinem Leben und können mir so auch als wichtiger Leitfaden für meine Entscheidungen dienen. Entscheidungen, die meinen Werten entsprechen, fühlen sich stimmig an und machen mich zufrieden. Dabei sind meine Werte vor allem bei schwierigen Entscheidungen und widrigen äußeren Umständen eine Quelle der Stärke und emotionalen Stabilisierung.

Beim Treffen von Entscheidungen kann mein Bauchgefühl ein sehr wichtiger Hinweis in Bezug auf die Stimmigkeit meiner Wahl mit meinen Werten sein. Dieses intuitive Gefühl meldet sich nämlich sehr zuverlässig, wenn ich Gefahr laufe, mit meinem Kopf eine vor allem vernunftgesteuerte Entscheidung zu treffen, die allerdings gegen meine inneren Überzeugungen und Bedürfnisse steht (Storch, 2016). Oft sprechen viele rationale Argumente für eine vermeintlich vernünftige Option. Trotzdem meldet sich in mir eine innere Warnglocke, die ich oft nicht genau benennen kann, die mir aber deutlich zeigt, dass sich in mir vehement etwas gegen das Einschlagen dieser Richtung sträubt. Und dann sollte ich unbedingt dieses Gefühl und die oft damit einhergehenden Körperempfindungen mit in meine kluge Entscheidung einbeziehen. Eine Entscheidung wird dann am tragfähigsten sein, wenn sie in Kooperation von Verstand und Bauchgefühl getroffen wurde (Damasio, 2001).

Beispiel

Fallbeispiel Entscheidung mit Kopf und Bauch: Die Wichtigkeit der Beachtung des Bauchgefühls bei Entscheidungen veranschaulicht das Beispiel der erfahrenen Führungskraft Sabine. Nach mehreren Jahren in einem fordernden Job, in dem sie zuletzt ständig unter Druck stand und kaum Zeit für Erholung hatte, entschied sie sich, das Unternehmen zu verlassen. Sie priorisierte in dieser Lage klar die Werte Gesundheit und Zufriedenheit vor denen des beruflichen Weiterkommens.

Nach einer Phase der Erholung wollte sie eine neue berufliche Aufgabe annehmen. In die engere Auswahl kamen letztlich zwei Alternativen: Einerseits konnte Sabine in einem kleineren Unternehmen eine mit ihrem alten Job vergleichbare Position einnehmen. Diese versprach hohes berufliches Renommee; ihre Qualifikationen passten sehr gut zum ausgeschriebenen Job. Andererseits hätte eine absolvierte Weiterqualifizierung ihr auch die Möglichkeit des Starts in die Selbstständigkeit eröffnet. Ihr war allerdings bewusst, dass der Aufbau eines eigenen kleinen Unternehmens eine gewisse Anlaufzeit bis zum Erlangen erster Erfolge erfordert hätte.

Sabine entschied sich für das inhaltlich Bekannte und schnellen Erfolg versprechende Jobangebot. Ihre Entscheidung war bereits im Vorfeld beim Abwägen der Optionen von einem unguten Gefühl begleitet. Wenn sie an eine Rückkehr in ähnliche Bedingungen wie die bisherigen mit großer betrieblicher und personeller Verantwortung dachte, spürte sie große innere Nervosität und ein deutliches Unwohlsein. Ihr Körper schien sich eindeutig gegen diesen Weg zu sträuben. Sabine richtete ihre Entscheidung trotzdem an den rationalen Argumenten der hohen Passung des neuen Jobs zu ihrer Qualifikation und dem in Aussicht stehenden Erfolg aus. Sie ließ also ihren Verstand die Oberhand über ihre körperlichen Warnsignale gewinnen.

Allerdings bestätigte sich ihr ungutes Bauchgefühl zeitnah. Innerhalb kurzer Zeit sah sie sich im neuen Job im Zusammenhang mit einer drohenden Insolvenz des Unternehmens wieder enormen Herausforderungen gegenüber, denen sie sich nicht gewachsen fühlte. Sie versuchte zunächst, der Situation wie bereits

> früher mit einer Erhöhung der Anstrengung zu beggnen. Auf diesem Weg versagte ihr Körper ihr den Dienst und sie brach mitten am Arbeitstag im Unternehmen aufgrund eines Schwindelanfalls zusammen. Diese Erfahrung öffnete Sabine die Augen. Sie meldete sich krank und ging während einer Zeit der körperlichen und mentalen Erholung in achtsamen Kontakt mit sich, ihrem Körper und dem, was ihr für ihr weiteres Leben wichtig war. Und hier wurde ihr erneut deutlich, dass ihre Gesundheit und ihr Wohlbefinden weit mehr wert waren als beruflicher Erfolg und hohes Ansehen. Sie beschloss, ihr verbleibendes Berufsleben klar an diesen Grundwerten auszurichten und sich mit Ruhe und Geduld in Bezug auf schnelle Erfolge an das Projekt Selbstständigkeit zu wagen.
>
> Sabines Erfahrung zeigt, dass ihr ungutes Bauchgefühl, das sie beim Treffen der rationalen Entscheidung zurückgedrängt hatte, sich letztlich bewahrheitete. Nach der erneuten Lernschleife, die ihr Körper sie zu drehen zwang, revidierte sie ihre Entscheidung. Ihr Körper hatte sich so klar gemeldet, dass Sabine sich unter Einbeziehung der Signale und Bedürfnisse ihres Körpers und psychischen Wohlbefindens neu ausrichtete.

Selbstbestimmung zum Gehen meines eigenen Weges
Bei allem, was ich tue, darf ich also vor allem meinen eigenen stimmigen Weg finden. Denn was sich für mich stimmig und gut anfühlt, kann am allerbesten ich selbst spüren. Dabei fühlt es sich für die allermeisten von uns spätestens ab der Pubertät weniger gut an, wenn wir uns auf Wegen befinden, die andere für uns vorgesehen haben. Auch Wege, von denen ich glaube, dass andere sie von mir erwarten, die aber meinen eigenen Werten und Überzeugungen nicht entsprechen, machen mich unzufrieden oder sogar unglücklich. Dabei ist es bei allem Einsatz für ein gutes Miteinander mit meinen Mitmenschen eine zentrale Erkenntnis, dass es in vielen Lebenslagen unmöglich ist, es allen gleichzeitig recht zu machen. Häufig bin ich also hin- und hergerissen zwischen den vielfältigen und sich oft auch widersprechenden Erwartungen aus meinem Umfeld. Wenn ich mich nach den Erwartungen der einen Seite richte, werde ich oft die Erwartungen der anderen enttäuschen müssen. Und bei aller Orientierung nach außen verliere ich meine eigenen Werte und Bedürfnisse ganz aus dem Blick. Dann ist die Abgrenzung gegenüber den Erwartungen anderer und der Einsatz für eine gewisse Unabhängigkeit von der Meinung und der Steuerung durch andere wieder angesagt.

Könnte es in einer Situation, in der ich gefühlt zwischen allen Stühlen sitze, also vielleicht Sinn machen, mit dem Blick auf mich selbst anzufangen? Denn ich selbst weiß zumindest für mich persönlich am allerbesten, wonach ich mich sehne und was ich brauche, damit es mir gut geht. Und falls ich das (noch) nicht weiß, ist es umso wichtiger, dies zu erkunden und für mich herauszufinden. Dabei darf ich mich zunächst möglichst unabhängig davon machen, welche Bestätigung und Anerkennung ich von anderen geschenkt bekomme. Wenn ich also keinerlei Befürchtungen und Ängste hätte, wie würde ich dann ganz für mich und mein Wohlbefinden entscheiden? Es kann auf jeden Fall ein sehr hilfreicher Anfang sein, es zumindest mir selbst recht zu machen. Dann habe ich einerseits zumindest schon mal für mich gut gesorgt. Und andererseits fühle ich mich dank der Stimmigkeit in meinem Inneren auch wieder besser in der Lage, mit der Außenwelt in einen konstruktiven Kontakt zu gehen. Die Auseinandersetzung mit meinen eigenen Werten ist auf jeden Fall sehr hilfreich dafür, dass ich auch anderen mitteilen kann, was mir wichtig ist.

Mit inneren Wertekonflikten umgehen

Bei der Vielzahl an Werten, für die ich stehe, kann es auch in mir selbst zu Wertekonflikten kommen. Ein solcher Konflikt tritt auf, wenn der Einsatz für einen Wert der Realisierung eines anderen entgegensteht. Dann fühle ich mich zwischen verschiedenen Aspekten, die mir gleichermaßen wichtig sind, hin- und hergerissen. Und bin unzufrieden mit mir selbst, weil ich dem, wofür ich stehe, nicht gerecht werden kann.

> **Beispiel**
>
> *Innerer Wertekonflikt:* Mir können beispielsweise einerseits Genuss und Bequemlichkeit und andererseits Nachhaltigkeit und Naturverbundenheit wichtig sein. Viele Genüsse und Annehmlichkeiten wie Lebensmittel aus fernen Ländern, Fernreisen oder bequeme Wege mit dem luxuriösen SUV stehen allerdings dem Wert der Nachhaltigkeit klar entgegen. Hier kann ich immer wieder in einen Konflikt in Bezug auf meine widersprüchlichen Werte geraten. Dann habe ich beim beabsichtigten Genuss eines saftigen Steaks Gewissensbisse und erlaube mir das Fliegen nur in Kombination mit einem geleisteten CO_2-Ausgleich. Dabei werde ich unter Umständen keinem meiner Werte wirklich gerecht, was mich sehr unzufrieden machen kann.
>
> Oder kann es auch einen Weg geben, beide Werte miteinander so zu vereinbaren, dass ich weder ein schlechtes Gewissen aufgrund meines Sieben-Meilen-Stiefel-großen-CO_2-Fußabdrucks habe noch ständig das Gefühl in mir entsteht, auf Genüsse und Bequemlichkeit zu verzichten? Wie kann ich mit Blick auf meinen Wert der Nachhaltigkeit für mich einen stimmigen Weg finden, indem ich selbst entscheide, welcher Beitrag zum Erhalt unserer Erde mir aktuell möglich ist? Und wie kann ich dabei spüren, dass jeder noch so kleine Beitrag einen Unterschied macht und damit wertvoll ist? Dieser Beitrag darf nicht wirklich wehtun oder als schmerzlicher Verzicht erlebt werden, sonst ziehe ich mein Vorhaben nicht lange durch (Latif, 2020). Wenn ich mich frei und bewusst für meinen mir gerade möglichen Beitrag entscheide, dann fühlt sich das gut und stimmig an. Und dann kann ich mein Leben trotzdem voll von Genuss gestalten und dafür sorgen, dass es sich auch immer wieder wirklich bequem und gemütlich anfühlt.

Häufig müssen wir uns dabei nicht zugunsten eines Wertes komplett gegen einen anderen entscheiden. Oft können wir ein Sowohl-als-auch realisieren. Und wenn das nicht immer gleichzeitig gelingt, so zumindest zeitlich versetzt.

Umgang mit Widerständen gegen die eigenen Werte
Es kommt im Leben immer wieder vor, dass Menschen in meinem Umfeld gegen meine Werte verstoßen. Das beeinflusst mich dann am stärksten, wenn diese Personen zu meinem nahen Umfeld gehören.

Vor allem bei Werten, die für mich und mein Leben zentral sind, ist es nicht verwunderlich, dass ich auf deren Verletzung durch andere Menschen stark reagiere. Ich kann entweder verwundert oder fassungslos sein, wie andere sich so widersprüchlich zu dem, was mir selbst wichtig ist, verhalten können. Das kann mich traurig machen oder meine eigene Aktivität ausbremsen oder gar lähmen. Mehr Energie setze ich frei, wenn die Werteverletzung mich ärgerlich macht. Dann gehe ich eher in Interaktion mit meinem Gegenüber, um mich für das, was mir wichtig ist, einzusetzen. Hilfreich ist es dabei, davon zu sprechen, was ich bei der Verletzung meiner Werte empfinde und was ich mir daher in Bezug auf deren Beachtung durch andere wünsche. Ich darf immer sagen, was ich brauche, damit meine Werte berücksichtigt werden und ich mich dadurch auch mit anderen wohlfühlen kann.

Der gute Umgang mit Widerständen gegen meine Werte erfordert von mir Empathie, Offenheit und eine klare Kommunikation. Dabei sollte ich ganz bewusst auch anderen ihre Werte zugestehen. Selbst wenn mir das fremd und zunächst unverständlich ist, haben auch die Menschen in meinem Umfeld ein Recht auf das Leben ihrer Werte. Auch andere dürfen also für sich entscheiden, was ihnen für ihr Leben wichtig ist. Ich sollte also versuchen, mich in Interaktionen nicht gegen die anderen und deren Werte zu stellen.

Es kann mir helfen, mit ihnen in Austausch zu gehen, um besser verstehen zu können, was sie antreibt. Zunächst ist es dabei wichtig, aktiv zuzuhören, um die Perspektive der anderen Person besser verstehen zu können. Hier bemühe ich mich um ein echtes Interesse an der Sicht des anderen. Dies gelingt mir dann gut, wenn ich mich ganz auf mein Gegenüber konzentriere und meine eigenen Überzeugungen für einen Moment in den Hintergrund treten lasse. Durch dieses interessierte Zuhören kann ich oft die Werte und Überzeugungen des anderen zumindest ein Stück weit nachvollziehen. Zu verstehen, wie es dem oder der anderen gerade geht und wofür sie oder er unterwegs ist, bedeutet dabei nicht, dass ich selbst damit einverstanden sein muss. Ich kann mit dem erlebten Widerstand jedoch oft besser umgehen, wenn ich mich zumindest ein bisschen in den oder die andere hineinversetzen kann.

Ich versuche dann in einem respektvollen Dialog auch meine eigenen Werte klar und ruhig auszudrücken, ohne dabei die Ansichten des anderen abzuwerten. Dabei kann es auch hilfreich sein, gemeinsame Werte zu identifizieren, die als Brücke dienen können. Wenn die Differenzen allerdings zu groß sind, darf ich mich auch abgrenzen und damit meine eigenen Werte schützen. Dann geht es darum, einen Raum für Verständnis und Respekt zu schaffen, in dem auch unterschiedliche Meinungen koexistieren können. Auch wenn ich mich also darum bemühe, andere in dem, was ihnen wichtig ist, besser zu verstehen, darf ich meine Werte behalten und mich in meinem Leben weiter für diese einsetzen.

Mir selbst Gutes tun
Ich darf mich also jederzeit für meine Werte und Bedürfnisse einsetzen. Dafür muss ich diese jedoch zuerst selbst wahrnehmen, verstehen und mir selbst erlauben. Für diese achtsame Wahrnehmung kann es nötig sein, mir einen Moment der Ruhe zu verschaffen, um mich wieder gut spüren zu können. Nach einer solchen Selbstklärung kann ich dann auch anderen gegenüber vertreten, was jetzt gerade für mich wichtig ist. Ich darf dann auch Dinge tun und meine Zeit dafür verwenden, um allein mir etwas Gutes zu tun. Und dabei ist es sogar manchmal nötig und auch völlig in Ordnung, anderen ein Nein zuzumuten. Ich darf also auch für mich einstehen und meine Grenzen ziehen und mich bei Bedarf gegen Eindringlinge verteidigen.

Ich verlange dabei Dinge auch um meinetwillen und sorge dafür, dass es auch mir gut geht. Denn wenn ich mich häufiger auch um die eigenen Bedürfnisse kümmere, ist das nicht egoistisch, sondern ein wichtiger Teil meiner Selbstfürsorge, die mich bei Kräften hält. Denn ein Nein zu anderen ist dann ein Ja zu mir. Und es führt gleichzeitig dazu, dass ich wieder mehr Freiraum und Energie für die spätere Zuwendung zu anderen Menschen aufbauen kann. Bevor ich zu neuen Anfragen also automatisch Ja sage, darf ich mir eine kurze Bedenkzeit erbitten und dann ehrlich prüfen, welche Antwort jetzt gerade wirklich dem entspricht, was ich mir für mich wünsche. Und wenn ich mich nach Ruhe und Momenten mit mir selbst sehne, dann darf ich auch das bereits vereinbarte Date mit der Freundin oder den geplanten Konzertbesuch aus meinem vollen Kalender streichen. Damit schaffe ich Raum für genau das, wonach ich mich jetzt gerade sehne. So kann ich den zentralen Werten in meinem Leben wieder mehr Aufmerksamkeit schenken.

8.3 Übung: Meine Werte klären und leben

In dieser Übung kannst du einen interessierten Blick auf deine eigenen Werte und deren Rolle in deinem Leben werfen. Nimm hierfür etwas zum Schreiben zur Hand. Liste zunächst die Werte auf, die dir in deinem Leben aktuell besonders wichtig sind. Du kannst dich hierbei an der Übersicht über wichtige Werte in Abb. 8.1 orientieren. Natürlich kannst du auch Werte aufschreiben, die nicht in der Abbildung genannt sind.

Wähle dann die fünf Werte aus, die für dich in deinem aktuellen Leben am wichtigsten sind. Überlege, was diese Werte dir im Einzelnen bedeuten und wofür sie in deinem Leben stehen.

Erkunde jetzt dein momentanes Leben:

- Wo lebst du diese Werte aktuell in deinem Leben?
- Welche Momente gibt es in deinem Alltag, in denen du dein Leben für dich so gestaltest, dass es deinen Werten entspricht?
- Welche Auswirkungen hat das auf dein Sinnempfinden und dein Wohlbefinden?
- Wo widerspricht dein aktuelles Leben deinen wichtigen Werten?

Setze dir im nächsten Schritt möglichst konkrete Ziele, um deine Werte in deinem Leben zu stärken:

- Welche konkreten Schritte kannst du angehen, um den wichtigsten Werten in deinem Leben mehr Aufmerksamkeit und Raum zu geben?
- Mit welchen wichtigen Personen in deinem Leben möchtest du über diese Veränderungen sprechen?
- Wer oder was kann dich dabei ggf. unterstützen?
- Über welche Erinnerungshilfen kannst du deine Werte in deinem Alltag für dich präsent halten?

Trage dir einen Termin in den Kalender ein, z. B. in 4–6 Wochen, um zu prüfen, wie dir diese Anpassungen gelungen sind.

> **Fragen zur Selbstreflexion dieses Kapitels**
> - Welche drei bis fünf Werte sind die wichtigsten für mich und mein Leben?
> - In welchen Lebensbereichen und Situationen lebe ich meine Werte aktuell schon und in welchen Bereichen und Situationen möchte ich mich noch klarer für diese einsetzen?
> - Welche Weichen möchte ich stellen, damit mein Lebensweg mich in die Richtung führt, die ich mir für mich wünsche?

Literatur

Damasio, A. R. (2001). *Descartes' Irrtum: Fühlen, Denken und das menschliche Gehirn* (6. Aufl.). Deutscher Taschenbuch Verlag.

Fuchs, A. (2022). *Transkulturelle Herausforderungen meistern: Missverständnisse klären und Kompetenzen stärken* (Originalausgabe). Rohwohlt Taschenbuch Verlag.

Latif, M. (2020). *Heißzeit: Mit Vollgas in die Klimakatastrophe – und wie wir auf die Bremse treten.* Herder.

Schulz von Thun, F., & Stegemann, W. (Hrsg.). (2024). *Das innere Team in Aktion: Praktische Arbeit mit dem Modell* (15. Aufl.). Rowohlt Taschenbuch Verlag.

Schwartz, S. H. (2012). An overview of the Schwartz theory of basic values. *Online Readings in Psychology and Culture, 2*(1) https://scholarworks.gvsu.edu/cgi/viewcontent.cgi?article=1116&context=orpc. Zugegriffen am 21.08.2024.

Storch, M. (2016). *Machen Sie doch, was Sie wollen! Wie ein Strudelwurm den Weg zur Zufriedenheit und Freiheit zeigt* (2., unveränd. Aufl.). Hogrefe.

Values Academy. (2023). *Werte-Ranking.* https://www.values-academy.de/werte-ranking/. Zuletzt bearbeitet am 08.09.2023. Zugegriffen am 21.08.2024.

9

Ich trete nach außen sicher auf

> Ich mag mich auch, wenn ich mit anderen zusammen bin.

Fokusfragen für dieses Kapitel
- Auf welcher inneren Basis kann ich auch nach außen gleichzeitig selbstsicher und zugewandt auftreten?
- Wie gehe ich mit unterschiedlichen Interessen von mir und meinem Umfeld gut um?
- Wie kann ich mit innerer Klarheit und ruhiger Energie in einen guten Kontakt gehen?

9.1 Beziehungspflege im Innen und Außen

Meine sichere innere Basis

An erster Stelle bestimmt meine Haltung zu mir selbst und die Verbindung zu meinen eigenen Bedürfnissen mein Auftreten nach außen. Ich kann nach außen nur dann klar und sicher sein, wenn ich es zuallererst in meinem Inneren bin: Ich bin mir meiner Selbst bewusst. Ich weiß, was ich brauche, damit es mir gut geht. Ich fühle mich mit mir selbst und dem, was mir wichtig ist, im Einklang. Ich gebe mir selbst die Erlaubnis, mich für mich einzusetzen und für meine Interessen einzustehen. Ich weiß, was ich den anderen von mir mitteilen und wofür ich mich nach außen einsetzen möchte. Denn ich selbst bin der beste und geeignetste Ausgangspunkt für das Spüren meiner Bedürfnisse in meinem Inneren und damit auch für das Vertreten meiner Bedürfnisse nach außen. Ich habe das Recht und die Möglichkeit, meine Wünsche und Bedürfnisse frei zu äußern, um mir ein zufriedenes und erfülltes Leben zu erschaffen (Satir et al., 2011). Hier kann ich besonders in Situationen zwischenmenschlicher Interaktion Verantwortung für mich und meine gute Entwicklung übernehmen. Achtsamkeit im Umgang mit mir selbst macht mich dann auch achtsamer in meinem Umgang mit anderen. Die Kenntnis meiner eigenen Werte hilft mir dabei, auch nach außen klare Grenzen zu setzen.

Meine Haltung zu anderen
Zusätzlich bestimmt natürlich auch meine Haltung zu meinen Mitmenschen mein Auftreten nach außen. Ein guter Ausgangspunkt ist hierfür die Haltung, dass jeder Mensch zunächst von Grund auf gut ist. Denn Empathie und Solidarität sind menschliche Superkräfte (Van Doesum et al., 2021). Gelingen kann Interaktion dann, wenn wir unseren Mitmenschen dieselben Entwicklungs- und Entfaltungsmöglichkeiten zugestehen, die wir auch für uns selbst einfordern. Nehme ich also andere als Gleichberechtigte wahr, die genauso wie ich selbst das Recht haben, sich für die eigenen Interessen einzusetzen? Wie gut kann ich es aushalten, wenn sich unterschiedliche Interessen begegnen? Kann ich bei Bedarf, wenn nämlich meine Interessen denen der anderen entgegenstehen, die Verantwortung für die Zufriedenheit der anderen bei ihnen lassen? Und kann ich gleichzeitig die Verantwortung für mich selbst und das, was mir wichtig ist, in gutem Kontakt zu mir selbst und den anderen tragen?

Zusammenhang von Innen und Außen
Zudem gibt es einen engen Zusammenhang zwischen dem, wie ich zu mir selbst stehe und dem, wie ich zu anderen Menschen in Beziehung gehen kann. Dabei zeigt sich, dass ich andere nur lieben kann, wenn ich auch mich selbst liebe (Fromm, 2017). Die Selbstliebe steht hier nicht für einseitigen Egoismus, mit dem ich mich über andere stelle. Selbstliebe bedeutet, dass ich mich selbst annehme, wie ich bin, meinen Wert spüre und mich auf dieser Basis auch immer wieder für mich selbst einsetzen kann.

Die Selbstannahme beeinflusst entscheidend meine sozialen Beziehungen und ermöglicht mir echte Empathie und Mitgefühl mit anderen. Wenn ich mich also selbst annehme und schätze, gelingt mir auch der Aufbau und die Pflege von authentischen Verbindungen zu den Menschen in meinem Umfeld besser. Und die daraus entstehenden erfüllten sozialen Beziehungen sind ein entscheidender Faktor für das von mir empfundene Glück in meinem Leben (Ben-Shahar, 2010). Menschen um uns zu haben, die uns nahestehen und mit denen wir Freud und Leid teilen können, trägt in großem Maß zu unserem

Wohlbefinden bei. Ein Leben mit guten sozialen Beziehungen hat auch positive Effekte auf unsere Gesundheit. Wenn wir in guter Verbindung zu anderen Menschen sind und uns ihnen nah und vertraut fühlen, geht es uns selbst also psychisch und körperlich besser. Damit wird deutlich, dass beides für unser Leben von großer Wichtigkeit ist: die Pflege einer guten Beziehung zu uns selbst und die Pflege der Beziehungen zu den Menschen in unserem Umfeld.

9.2 Umgang mit unterschiedlichen Interessen

Eine gelungene Interaktion mit anderen Menschen ist dabei ein ständiger Balanceakt. Einerseits setze ich mich für meine eigenen Interessen ein, denn nur wenn diese zumindest bis zu einem gewissen Maß zum Zug kommen, geht es mir gut. Anderseits bin ich ein soziales Wesen und daher in fortwährendem Einsatz für eine gute Verbundenheit mit meinen wichtigen Mitmenschen. Beide Pole sind für meine Zufriedenheit von großer Relevanz. Und gleichzeitig kann ich den Einsatz auf beiden Seiten auch übertreiben, sodass mein Auftreten nach außen entweder übersicher und vor allem mit Blick auf mich und meine Interessen ausfällt. Dann wirke ich egoistisch und gleichgültig gegenüber dem, was für die anderen wichtig ist. Oder aber ich übertreibe es mit der Verbundenheit und passe mich den anderen so stark an, dass meine Selbstsicherheit und Selbstfürsorge dabei Schaden nehmen. Dann verhalte ich mich wie ein Fähnchen im Wind und versuche vor allem den anderen zu gefallen.

Balanceakt zwischen mir und dir
Die äußeren Erwartungen der mich umgebenden Menschen treffen in meinem Inneren auf meine eigenen Erwartungen. Wenn meine Erwartungen und die der anderen übereinstimmen, dann besteht die Möglichkeit, dass wir alle in gleichem Maße und sogar gleichzeitig zu dem kommen, was uns wichtig ist und guttut. Haben z. B. alle Hunger und es steht ein leckeres Essen auf dem Tisch, das allen schmeckt, dann können wir alle gemeinsam loslegen und genießen. Spannender wird es, wenn Erwartungen an mich herangetragen werden, die sich nicht mit dem decken, was ich mir selbst vorstelle oder was ich aus freien Stücken gerade geben, machen oder unterlassen möchte. Wenn also z. B. nach dem Essen niemand bereit ist, die Küche aufzuräumen. Dabei habe ich doch schon gekocht und aus meiner Sicht jetzt auch mal eine Pause verdient.

Wenn wir unterschiedliche Interessen verschiedener Beteiligter wahrnehmen, können wir damit auf verschiedene Arten umgehen (Thomas & Kilmann, 2001). Was lösen solche unterschiedlichen Interessen in mir aus? Neige ich dazu, mich den anderen anzupassen und es ihnen recht machen zu wollen? Das ist dann sinnvoll, wenn ich meine eigenen Interessen dabei nicht dauerhaft übergehe. Möglicherweise kann ich sogar durch das Eingehen auf die Interessen der anderen auch selbst von deren Zufriedenheit einen Gewinn und eigene Zufriedenheit erlangen.

> **Beispiel**
>
> *Interessen ausgleichen:* Das könnte z. B. dann der Fall sein, wenn mein Kind jetzt sofort kurz meine Unterstützung benötigt, obwohl ich gerade eigentlich anfangen wollte zu arbeiten, zu kochen oder in Ruhe ein Buch zu lesen. Wenn ich meinen Plan durchziehe und das Kind vertröste, habe ich womöglich die ganze Zeit ein nörgelndes Kind neben mir. Kann ich das Interesse meines Kindes für einen Moment in den Blick nehmen, sodass es anschließend selbst mit seinem Vorhaben weitermachen kann? Dann verschaffe ich auch mir den Freiraum, mich anschließend meinem Interesse mit voller Aufmerksamkeit zuzuwenden.

Von Nachteil kann die Anpassung an andere für mich dann werden, wenn ich damit meine eigenen Interessen aus dem Blick verliere. Wenn ich also nachgebe und mich den Erwartungen anderer füge und mich währenddessen und auch anschließend nicht gut fühle. Wenn ich den Eindruck habe, dass meine Bedürfnisse zu kurz kommen, oder wenn ich mich gar frage, wann ich und meine Interessen eigentlich noch vorkommen in meinem Leben. Dann ist es an der Zeit, wieder vermehrt für mich und das, was mir wichtig ist und mir selbst guttut, einzutreten.

Unzufriedenheit offen ansprechen
Es ist meistens besser, Unzufriedenheit und aufkommenden Ärger so bald als möglich offen anzusprechen. Trotzdem warten wir oft zu lange, bis wir Spannungen in Beziehungen zum Thema machen. Unsere Zurückhaltung entspringt dabei der Sorge, den anderen mit unserer Aussage zu verletzen oder vor den Kopf zu stoßen. Wir befürchten dann, dass ein Ansprechen der Schwierigkeiten diese noch vergrößern könnte oder das Gegenüber barsch darauf reagiert. Die Hoffnung, dass sich Schwierigkeiten von allein klären, wenn wir ihnen aus dem Weg gehen, bestätigt sich jedoch leider häufig nicht. Aber mich bei Ärger zurückzuziehen und abzuschotten, macht mich ebenso unzufrieden und auf Dauer auch einsam. Denn ohne das offene Teilen meiner Unzufriedenheit und den Einsatz für meine Bedürfnisse werde ich in der Beziehung auch künftig nicht das bekommen, was ich mir wünsche. Wenn es mir nicht gelingt, das zu ändern, distanziere ich mich emotional nach und nach. Diese Abgrenzung passiert oft zum Selbstschutz. Indem ich mich zurückziehe, verhindere ich, dass es mir zu sehr weh tut, wenn ich von einem Gegenüber nicht das bekomme, was ich brauche. Allerdings werde ich dann in dieser Beziehung noch weniger genau davon erhalten.

So staut sich immer mehr Unzufriedenheit und Frust an, je länger ich abwarte und nicht offen in die Klärung gehe. Und kurz vor dem Explodieren kann ich dann auch nicht mehr ruhig und zuversichtlich in Kontakt mit dem Auslösenden meines Ärgers gehen. Wenn ich mich also endlich traue, den Mund aufzumachen oder der Frust aus mir herausplatzt, fällt meine Aussage tatsächlich oft entsprechend hart oder pauschal aus. Dann werden wir verletzend zu unserem Gegenüber und ernten oft genau die Gegenwehr, die wir befürchtet hatten. Denn vor dem Hintergrund unseres aufgestauten Ärgers rückt vor allem das in den Fokus unserer Aufmerksamkeit, was uns am anderen stört, was er falsch gemacht hat und was wir demnach an ihm unmöglich finden. Allein über diese Problemsicht zu sprechen, wird unser Problem miteinander jedoch nicht lösen. Im Gegenteil werden wir es durch eine scharfe Botschaft mit ausgestrecktem Zeigefinger eher noch verstärken.

Ich darf also gerade im Umgang mit denen, die mir wichtig sind, für mich und meine Bedürfnisse frühzeitig eintreten und offen sagen, was ich brauche. Denn nur so können wir gemeinsam dafür sorgen, dass es uns miteinander gut geht. Empfundene Verbindung und Intimität zwischen Menschen werden nämlich stärker, wenn wir aufrichtig miteinander sind und unsere Gedanken ehrlich miteinander teilen. Und auch wenn manche Beziehungen nicht wieder komplett von erfolgten schmerzlichen Erfahrungen befreit werden können, so kann es doch oft einen Neuanfang geben. Indem wir uns zeigen, was wir uns heute bedeuten, kann neue Nähe entstehen. Und auch wenn nach schlechten Erlebnissen eine gewisse Vorsicht und vielleicht auch unterschwellige Angst mitschwingt, kann trotzdem eine erwartungsvolle neue Hoffnung entstehen. Worüber macht es also Sinn, so bald als möglich miteinander in den Austausch zu gehen, um für mich und meine Interessen einzutreten – und genau dadurch wieder mehr Nähe zu meinen Mitmenschen aufzubauen?

Fokus auf meine Interessen und Bedürfnisse
Ein erster Schritt beim hilfreichen Eintreten für mich ist es, mir selbst klar zu werden, was mir denn gerade wichtig ist und wofür ich mich demnach nach außen einsetzen möchte. Statt mich also darüber zu ärgern, was jemand anderes falsch macht, bringt es mich weiter, wenn ich darauf schaue, was mich selbst gerade an der Situation stört. Dann steigere ich mich nicht weiter in meinen Ärger hinein, sondern kann meinen Blick auf meine Bedürfnisse richten und mich für eine gute Lösung einsetzen. Ist es Unterstützung, die ich mir wünsche? Sehne ich mich nach stärkenden Gesprächen und wahrer Begegnung mit wohlgesinnten Menschen? Oder brauche ich für mich Momente der Ruhe? Hier geht es also um das Erlangen meiner inneren Klarheit.

Der nächste Schritt ist das Zugehen auf die wichtigen Menschen in meiner Umgebung, denen gegenüber ich klarer für meine Interessen eintreten möchte. Beim Äußern dessen, was mir wichtig ist, darf ich vor allem für mich selbst sprechen. Das Motto lautet hier: ganz bei mir bleiben und für mich und meine Wünsche einstehen anstatt dem Gegenüber mit Vorwürfen zu begegnen (Rosenberg, 2009). Auch wenn es also manchmal schwerfällt, für das, was mir wichtig ist, einzutreten, darf ich das immer wieder ganz bewusst tun. Denn es stärkt mein Selbstbewusstsein und das Gefühl für meinen eigenen Wert, wenn ich mich für mich selbst und meine Interessen einsetze.

In vielen Interaktionen werde ich auf diese Weise den Kontakt zu meinem Gegenüber verbessern und sogar dessen Respekt dafür bekommen, dass ich mich so konstruktiv für Klärung eingesetzt habe. In der Regel fällt es dem Gegenüber leichter, auch wieder auf mich zuzugehen, wenn ich mich in Bezug auf meine Gefühle und Bedürfnisse öffnen konnte. In manch anderem Fall werde ich aber auch lernen dürfen, mit Enttäuschungen in Begegnungen klarzukommen.

Umgang mit Enttäuschungen
Enttäuschung können wir dann erleben, wenn uns in für uns bedeutungsvollen Situationen Kritik, Zurückweisung oder Ausschluss begegnen. Wir reagieren auf solche Interaktionen aber nicht alle gleich und auch nicht zu jedem Zeitpunkt mit gefühlter Enttäuschung. Leicht zu enttäuschen bin ich in solchen Situationen vor allem dann, wenn ich in meinem Selbstwert sowieso schon geschwächt, unausgeglichen, unsicher oder erschöpft bin. Eine wackelige innere Basis ist ein guter Nährboden für das Entstehen von Gefühlen wie Kränkung, Scham und Minderwertigkeit oder auch Empörung, Trotz und Rachegelüste.

Enttäuschungen erleben wir vor allem in der Interaktion mit Menschen, die in unserem Leben Bedeutung haben. Das können einerseits Menschen sein, die uns nahestehen und somit unsere Lieferanten von Zuneigung, Liebe und Unterstützung sind. Auf der anderen Seite können wir auch gegenüber Menschen Enttäuschung fühlen, die in unserem Leben Macht haben und uns darüber zum Beispiel Anerkennung und Wertschätzung zukommen lassen können. Solche relevanten Beziehungen machen uns also ein Stück weit abhängig von unseren Mitmenschen. Wie können wir dann wieder selbst positiv aktiv werden und die Kontrolle zurückgewinnen?

Wenn ich mir in der Enttäuschungssituation im ersten Schritt meine Gefühle klar mache und erkunde, was diese gerade ausgelöst hat, gehe ich in einen wichtigen Kontakt zu mir selbst. Denn auch wenn der Auslöser für meine Reaktion im Außen, z. B. der ablehnenden Bemerkung eines Kollegen liegt, so liegt die Ursache für meine eigene Reaktion immer in mir selbst. Welchen wunden Punkt hat er gerade bei mir getroffen? Begegnet mir hier gerade vielleicht ein häufig wiederkehrendes Thema, das in mir aufgrund unverheilter vergangener Verletzungen schwelt und daher leicht entfacht werden kann? Oder bin ich im Moment einfach zu angestrengt, um mich auch noch um diese zusätzliche Anforderung zu kümmern? Welches Bedürfnis steckt hinter meinem Gefühl und wie kann ich mir gerade jetzt das holen, wonach ich mich sehne? Denn meine spontane Reaktion, also z. B. zurückzuschießen oder beleidigt abzuziehen, wird mich meinem Bedürfnis häufig nicht näherbringen – im Gegenteil.

> **Beispiel**
>
> *Rückzug oder Klärung:* Das mangelnde Interesse oder der abwertende Kommentar eines Kollegen an einer mir wichtigen Idee für das neue gemeinsame Projekt können dazu führen, dass ich mich eingeschnappt zurückziehe. Wenn er nicht wissen möchte, welchen guten Einfall ich hatte, dann soll er halt auf meinen wertvollen Input verzichten! Allerdings tue ich mir mit dieser Reaktion selbst nichts Gutes, v. a., wenn mir ein guter Projektstart und der Aufbau einer guten Zusammenarbeit im Projektteam wichtig sind. Wenn ich meine guten Ideen also weiterhin proaktiv einbringen möchte und mir etwas am guten Teamklima liegt, dann werde ich mich zeitnah für einen Klärung einsetzen.

Wie kann ich also auf konstruktive Art meine Wünsche äußern und an deren Erfüllung glauben? Wie kann ich im Gegenüber auch wieder gute Motive erkennen und dann das annehmen, was sie oder er gerade fähig und gewillt ist, zu geben?

Einsatz für ein Sowohl-als-auch
Wenn wir von Interessen mehrerer Beteiligter sprechen, können Formulierungen hilfreich sein, die ein Sowohl-als-auch statt ein Entweder-oder betonen. Damit wird einerseits deutlich, dass sowohl meine eigenen als auch die Interessen meines Gegenübers Berücksichtigung finden können.

In der zuvor beschriebenen Situation mit meinem Kind könnte ich z. B. formulieren: „Ich möchte mich sowohl dafür einsetzen, dass ich jetzt eine Runde ungestört arbeiten kann. Gleichzeitig habe ich Interesse an dir und deinem Anliegen. Also, was gibt es und wie wichtig ist das jetzt gerade in diesem Moment für dich?"

Zudem kann ich auf diese Weise auch deutlich machen, dass es bei mir selbst sowohl ein Interesse nach Selbstbestimmung und Abgrenzung als auch ein Interesse nach Begegnung und Gemeinschaft gibt. Diese unterschiedlichen Interessen können nicht immer alle zur gleichen Zeit berücksichtigt werden. Es können sich über die Zeit alle miteinander gut fühlen, wenn jede und jeder immer wieder in den Genuss kommt, dass etwas von dem im gemeinsamen

Leben vorkommt, was ihm oder ihr wichtig ist. Dabei trägt jeder für sich die Verantwortung, mit den eigenen Interessen in gutem Kontakt zu sein und diese für die anderen nachvollziehbar nach außen zu kommunizieren.

> **Beispiel**
>
> *Umgang mit unterschiedlichen Interessen:* Beispielsweise kann mein Wunsch nach engem Kontakt zu meinen Kindern – basierend auf dem Wert der Verbundenheit in der Familie – deren Werten der Selbstbestimmung und Entwicklung zu eigenständigen Persönlichkeiten entgegenstehen. Natürlich ist allen Eltern bewusst, dass Kinder irgendwann groß werden und ihre eigenen Wege gehen. Alle Eltern wünschen sich, dass ihre Kinder lernen, auf eigenen Füßen zu stehen und den bestmöglichen Weg für sich finden. Auf der anderen Seite wünschen sich Eltern auch einen engen Kontakt zu ihren Kindern, und manche hoffen vielleicht sogar, dass die Kinder ein Leben lang in sehr enger Verbindung zu ihnen als Eltern bleiben. Das scheint beides nur nicht oder zumindest nicht immer gleichzeitig möglich zu sein. Wie sollen Kinder ihre eigenen Überzeugungen ausbilden und in die Verantwortung für sich und das eigene Leben hineinwachsen, wenn sie immer sehr nah an ihre Eltern gebunden bleiben? Braucht es dafür nicht eine zumindest zeitweise Abgrenzung von dem, was Eltern vorgeben und von ihren Kindern erwarten? Es ist also immer wieder wichtig, hier einen guten Umgang mit den Werten zu finden, die sich widersprechen oder sogar in Konkurrenz zueinander stehen. Ich danke jedenfalls unseren Kindern dafür, dass sie mir das Loslassen erleichtern, indem sie immer mal wieder für deutliche und klare Abgrenzung zu uns Eltern sorgen. Auch wenn ich das ein oder andere Mal fassungslos bin über deren vehemente Art, das zu vertreten, was ihnen wichtig ist, ist das ein vielversprechender Weg, sie besser loslassen und ihr eigenes Leben nach ihren Werten gestalten lassen zu können.

Umgang mit Widerstand und Einwänden

Wenn jemand uns und unserer Meinung widerspricht, reagieren wir oft damit, dass wir versuchen, den anderen davon zu überzeugen, dass unsere Sicht richtiger ist als die des anderen. Bei auftretenden Einwänden unseres Gegenübers gegen unsere Sicht treten wir oft in die „Ja-aber-Falle": „*Ja*, ich verstehe, was du sagst, *aber eigentlich* ist das ja doch ganz anders." Mit dem Wort *aber* habe ich dann mein zuerst geäußertes Verstehen gleich wieder weggewischt. *Aber eigentlich* heißt so viel wie: Verstanden habe ich dich nicht und deine Meinung hat mich auch gar nicht wirklich erreicht. Es geht mir nämlich vor allem darum, dass du mich verstehst. Dadurch entsteht häufig ein Gerangel oder ein richtiger Streit über Rechthaben, Besserwissen und Schuldsein. Dabei können wir immer davon ausgehen, dass unser Gegenüber sich genauso im Recht fühlt wie wir selbst. Das Spiel, wer mehr recht hat oder die wirkliche Wahrheit kennt, können wir also endlos weiterspielen. Den allerwenigsten von uns macht das allerdings Spaß. Denn tief in vielen von uns steckt der Wunsch danach, verstanden zu werden und Zustimmung vom Gegenüber zu bekommen. Vermutlich ist dieses Bedürfnis nach Einigkeit genau der Ursprung unseres Kampfes ums Rechthaben. Da wir eigentlich alle das Gleiche wollen, nämlich uns gut verstehen und uns verständnisvoll begegnen, ist eine andere Strategie wesentlich besser geeignet, um diese Bedürfnisse zu stillen.

9.3 Einander begegnen

Ich interessiere mich für dich und erzähle dir von mir
Wie wäre es, wenn wir bei unterschiedlichen Meinungen im ersten Schritt zunächst versuchen zu verstehen, wie der oder die andere es denn sieht: Ich möchte verstehen, wie es dir damit geht! Ich möchte mich in dich einfühlen und nachempfinden können, wie du auf die Sache blickst. Ich kann sogar wiederholen, was ich von dir gehört und verstanden habe. Und ich kann interessiert nachfragen, ob es bei mir jetzt so angekommen ist, wie du es gemeint hast (Pöhlmann & Roethe, 2010). Und das Tolle an dieser Absicht zu verstehen ist, dass das zunächst mal gar nichts mit meiner eigenen Meinung zu tun haben muss. Um die geht es in diesem Moment erst mal gar nicht. Und um dich zu verstehen, muss ich meine Meinung auch nicht ändern. Verstehen muss nicht heißen, dass ich auch einverstanden sein muss mit dem, was ich von dir gehört habe. Allerdings besteht tatsächlich die „Gefahr", dass ich dich und deine auf den ersten Blick doch so andere Sicht viel eher und besser verstehen kann, wenn ich dir erst mal interessiert zuhöre. Vielleicht sehe ich es immer noch ganz anders. Aber zumindest kann ich nachvollziehen, wie es kommt, dass du es so siehst, wie gerade so offen von dir beschrieben.

Und dann bitte ich dich, dass auch ich dir meine Sicht erzählen darf. Ich bitte dich, mich zunächst anzuhören und werbe auch um deine Bereitschaft zum Verstehen meiner Sichtweise. Dabei ist es hilfreich, wenn ich von mir und meinen Wünschen und vielleicht sogar Gefühlen spreche, und wenn ich dabei ganz bei mir bleibe. Es hilft vielleicht, meine Hand auf meinen Brustraum zu legen, damit ich wirklich von mir spreche und mich dir mitteile. Meine Sicht und meine Gefühle offen zu äußern kann dabei zusätzlich auch meine innere Klarheit erhöhen. Um dem anderen mitteilen zu können, wie es in mir aussieht, muss ich mir darüber nämlich erst mal selbst klar werden: Wie geht es mir gerade? Was denke ich? Und was fühle ich?

Ein Perspektivwechsel und ein Blick durch die Brille des jeweils anderen bringt uns dem gegenseitigen Verstehen ein großes Stück näher. Und auf dieser Basis können wir miteinander ausloten, welche Gemeinsamkeiten wir haben. Und ganz oft werden wir eine Schnittmenge finden, auf der wir zusammen aufbauen können. Zukünftig verwenden wir dann z. B. ein „Ja, ich habe verstanden, dass du jetzt für dich in Ruhe Musik hören möchtest. Und gleichzeitig wünsche ich mir gemeinsame Zeit mit dir, weil mir das Zusammensein und der Austausch mit dir guttun. Wann könnte das denn auch für dich wieder gut reinpassen? Vielleicht in einer Stunde? Oder heute Abend?"

Ich mag mich auch, wenn ich mit dir zusammen bin
Wenn ich – ausgehend von einem guten Kontakt zu mir selbst – in guten Kontakt zu meinen Mitmenschen gehen kann, dann führt das zu erfüllteren Begegnungen und Gesprächen. Dann gibt es auch immer mehr Menschen, mit denen ich mich wohlfühle. Und auf die zutrifft, dass ich mich selbst mag, wenn ich mit ihnen zusammen bin. Das sind dann Begegnungen, in denen ich auch gemeinsam mit anderen so sein kann, wie ich bin. Vor denen ich mich offen und ehrlich zeigen kann, ohne mich verstellen zu müssen. Denen ich meine Gedanken und Wünsche mitteilen kann, ohne Sorge vor Zurückweisung oder Verletzung zu haben. Und das Tolle ist, dass auch die anderen sich dann mit mir wohlfühlen und die positive Interaktion genießen werden. Es lohnt sich also für alle, sich hier für wirkliche Begegnung einzusetzen. Und ich darf mir auch die Erlaubnis geben, mich ganz gezielt mit Menschen zu umgeben, die mich so schätzen und lieben, wie ich bin. Das kann bedeuten, dass ich mich von der einen oder anderen Beziehung in meinem Leben auch lösen darf. Das ist dann eine Befreiung für alle, wenn wir trotz offener Gespräche und wiederholten Versuchen der guten Begegnung keine stimmige gemeinsame Basis finden können. Dann richte ich meine Aufmerksamkeit sinnvoller auf die Beziehungen, dir mir guttun und mein Leben bereichern.

Beziehungen loslassen
Manchmal funktioniert Begegnung auch nicht gut. Wir verletzen uns gegenseitig, wir schaffen es nicht, zu einem wohlwollenden Verstehen zu finden und wir spüren Ablehnung und Groll des anderen oder in uns. Solche schlechten Erfahrungen prägen unsere Interaktion und lassen uns vorsichtig mit anderen und unzufrieden mit uns selbst werden. Und sie beschäftigen uns nachträglich oft noch, manchmal bis in die Nacht hinein. Wenn alle Klärungsversuche nicht fruchten, dann gibt es Beziehungen, die wir loslassen müssen. Und selbst wenn die oder der andere nicht bereit ist, das Vergangene ruhen zu lassen oder friedlich getrennte Wege zu gehen, kann ich auch einseitig zum Frieden zurückkehren.

Ich vergebe anderen, nicht vor allem derentwegen, sondern für mich selbst und meinen eigenen inneren Frieden. Denn an bösen Gedanken festzuhalten, vergiftet nicht nur die Beziehung zu anderen, sondern auch mich selbst innerlich (Altendorf-Bayha & Bauer, 2020). Die Handlung eines anderen, die ich als Verletzung empfinde, lässt in mir Gefühle von Groll, Wut, Rache oder gewünschter Vergeltung entstehen. Ich kann mich durch die bewusste Entscheidung zum Verzeihen aber von dieser Last befreien und zurück zu Gelassenheit und innerer Souveränität finden. So kann ich auch unabhängig von der Reaktion meines Gegenübers Abstand gewinnen und mich wieder unabhängig machen vom Verursacher meines Schmerzes.

In vielen Beziehungen kann ich mich auf der Basis eines guten Kontakts zu mir selbst und meinen eigenen Interessen und Bedürfnissen immer wieder für gelingende Begegnung einsetzen. Wie wir gesehen haben, helfen hierbei vor allem ein ehrliches Interesse an unterschiedlichen Sichtweisen und die Bereitschaft zum Entwickeln eines gegenseitigen Verstehens. Dies setzt voraus, dass wir bereit dazu sind, uns anderen immer wieder zu öffnen, gerade auch dann, wenn sich Spannungen zwischen uns aufgebaut haben. Denn genauso wie die Beziehung zu uns selbst Aufmerksamkeit benötigt, bedürfen auch die Beziehungen zu unseren Mitmenschen einer Fürsorge und Pflege.

9.4 Übung: Meine Freiheit zur Offenheit

In dieser Übung hast du die Gelegenheit, eine Beziehung in den Blick zu nehmen, die dir wichtig ist und dir gleichzeitig immer wieder Sorgen bereitet. Wenn du magst, nimm hierfür etwas zum Schreiben zur Hand. Notiere zunächst einerseits das, was dir an der Beziehung guttut und was du an ihr schätzt. Beschreibe dann andererseits die Dinge, die dich beschäftigen und Kraft kosten. Was genau passiert dann zwischen dir und deinen wichtigen Bezugspersonen?
Erkunde jetzt, was in diesen Situationen in dir vor sich geht und wie du zukünftig damit besser umgehen möchtest:

- Was fühle und denke ich wirklich und wie kann ich das offener an- und aussprechen?
- Zu welchen Gefühlen möchte ich stehen und was möchte ich nicht länger vortäuschen?
- Um was möchte ich künftig offener bitten, weil ich weiß, dass es mir guttut?
- Was möchte ich mutiger äußern?
- Welche Risiken bin ich bereit, für mehr Offenheit einzugehen?

Überlege zum Abschluss der Übung, wie du dich im Alltag immer wieder an deine neue Freiheit zu mehr Offenheit erinnern möchtest. Fällt dir ein bestärkender und erlaubender Satz ein, mit dem du dich gut bei deinem Vorhaben begleiten kannst? Wo machst du diesen Satz für dich sichtbar?

> **Fragen zur Selbstreflexion dieses Kapitels**
> - Welche meiner Interessen und Bedürfnisse möchte ich nach außen klarer vertreten?
> - Wofür möchte ich mich bei meinen Mitmenschen zukünftig mehr interessieren?
> - Wie bringe ich mich zukünftig beim Umgang mit Widerständen anderer gut in Kontakt mit dem, was mir in diesem Moment wichtig ist?

Literatur

Altendorf-Bayha, U. & Bauer, E.-M. (2020). Verzeihen als magischer Moment in der Mediation. *Die Mediation,* Quartal I/*2021*, 74–79.

Ben-Shahar, T. (2010). *Glücklicher: Lebensfreude, Vergnügen und Sinn finden mit dem populärsten Dozenten der Harvard University* (Taschenbuchausgabe, 1. Aufl.). Goldmann.

Fromm, E. (2017). *Die Kunst des Liebens* (L. Mickel & E. Mickel, Übers.) (Neuausgabe im Ullstein Taschenbuch). Ullstein.

Pöhlmann, S. & Roethe, A. (2010). *Streiten will gelernt sein: Die kleine Schule der fairen Kommunikation.* Herder.

Rosenberg, M. B. (2009). *Gewaltfreie Kommunikation: Eine Sprache des Lebens* (8. Aufl.). Junfermann Verlag.

Satir, V., Banmen, J., Gerber, J. & Gomori, M. (2011). *Das Satir-Modell: Familientherapie und ihre Erweiterung* (4. Aufl.). Junfermann Verlag.

Thomas, K. W. & Kilmann, R. H. (2001). *Conflict mode instrument.* Prepared for Michaels Pat. Consulting Psychological Press.

Van Doesum, N.J., Murphy, R. O., Gallucci, M., Aharonov-Majar, E., Athenstaedt, U., Au, W. T., Bai, L., Böhm, R., Bovina, I., Buchan, N. R., Chen, X.-P., Dumont, K. B., Engelmann, J. B., Eriksson, K., Euh, H., Fiedler, S., Friesen, J., Gächter, S., Garcia, C., … van Lange, P. A. M. (2021). Social mindfulness and prosociality vary across the globe. *Proceedings of the National Academy of Sciences of the United States of America,* 118(35). https://doi.org/10.1073/pnas.2023846118

10

Ich bin ein Geschenk für die Welt

> » Wie ich mich selbst sehe, entscheidet darüber, was ich in der Welt bewirken werde.

Fokusfragen für dieses Kapitel
- Was macht mich in meiner ganzen Einzigartigkeit aus?
- Womit beschenke ich mich und meine Umgebung?
- Welche positiven Spuren möchte ich hinterlassen?

10.1 In guter Verbindung zu mir selbst sein

Mein einzigartiges Leben
Ich bin wie jeder andere Mensch einzigartig und etwas ganz Besonderes (Rogers, 1995). Wie bei Schneeflocken gibt es auch bei uns Menschen niemals zwei genau identische Exemplare (Hüther, 2018). Ich belebe einen einzigartigen Körper, den es genau so nur einmal auf der Welt gibt. Nur ich lebe genau das Leben, das mir geschenkt wurde. Ich allein nehme genau diese Erfahrungen in mir auf und verarbeite sie auf meine einzigartige Weise (Moore, 2017). Und ich lebe einer einzigartigen Zukunft entgegen, die mein Leben weiter zu etwas ganz Besonderem machen wird. Wie kann ich mir dieser

Einzigartigkeit und dadurch auch der Verantwortung für mich, mein Leben und die Spuren, die ich hinterlasse, noch bewusster werden? Wie kann ich die Möglichkeiten, die ich dadurch habe, dass ich ein aktiv denkender, intuitiv fühlender und bewusst handelnder Mensch bin, bestmöglich nutzen? Wie kann ich mein Leben als Geschenk an mich und mich selbst als ein Geschenk für die Welt ansehen? Und wie kann ich dieses Leben als tolle Chance ergreifen und aktiv und bewusst gestalten?

Anerzogene Bescheidenheit überwinden
Vielen von uns wurden Bescheidenheit und Zurückhaltung anerzogen. Und häufig werden wir dadurch auch als höflich, angepasst und sozial wahrgenommen. Unser bescheidenes Verhalten hat also durchaus positive Anteile und wird in vielen Interaktionen von unseren Mitmenschen belohnt und festigt sich dadurch weiter (Worthington, 2007). In bestimmten Situationen ist es sicherlich angemessen und hilfreich, uns angepasst und zurückhaltend zu verhalten. Zum Beispiel wenn wir einem auf wackligen Beinen stehenden Fahrgast unseren Sitzplatz im Zug überlassen oder einer talentierten Tänzerin in unserer Gruppe das Solo zugestehen. Nur was passiert, wenn wir dabei unsere eigenen Interessen aus dem Blick verlieren oder unser Licht so unter den Scheffel stellen, dass wir unseren eigenen Wert gar nicht mehr spüren? Dann unterschätzen wir unsere eigenen Fähigkeiten und schwächen damit unseren Selbstwert und unsere Selbstakzeptanz. Wir erleben uns selbst nicht mehr als wertvoll und vollwertig. Zudem verhalten wir uns dann auch nach außen vermehrt so, dass wir auch von anderen nicht als wichtig und wirksam wahrgenommen werden können. Wir zeigen unsere in uns vorhandenen Stärken also gar nicht mehr. Wenn wir immer wieder fast im Mauseloch verschwinden, verpassen wir viele Chancen für gute und erfüllende Erfahrungen in unserem Leben.

> **Beispiel**
>
> *Eigene Sichtbarkeit:* Wie soll ich Spaß und Erfolgserlebnisse z. B. beim Tanzen haben, wenn ich mich kaum traue, mal einen mutigen Sprung zu machen? Und wie sollen die anderen mitbekommen, was ich beitragen kann zur gemeinsamen Performance, wenn ich mich immer ins hintere Eck verziehe und hinter den anderen verstecke? Indem ich mich mit meinen Stärken zeige und den Mut aufbringe, mich aktiv einzubringen, öffne ich mir selbst die Tür zu persönlichen Erfolgserlebnissen. Denn es fühlt sich toll an, einen Beitrag zum gemeinsamen Erfolg beizusteuern. Zudem sorge ich dafür, dass ich für meine Mitmenschen sichtbar werde. Dabei können wir gemeinsam einen Raum schaffen, in dem jeder seine Einzigartigkeit einbringen kann. So nehmen wir uns gegenseitig in unseren Fähigkeiten wahr und schätzen unsere jeweilige Authentizität. Dann bringen sich alle mit ihrer Energie und ihren Talenten ein und zeigen, was sie können. Auf dieser Basis gestalten alle Beteiligten miteinander eine großartige Aufführung, die Mitwirkende und Publikum erfüllt und begeistert.

Wenn wir genau hinschauen, enthält auch die Beschäftigung mit der eigenen wahrgenommenen Minderwertigkeit eine große Selbstbezogenheit. Meine Selbstzweifel, meine Selbstkritik und mein Selbstmitleid nehmen nämlich auch sehr viel meiner Aufmerksamkeit in Beschlag. Dann können eine starke Bezogenheit auf mich selbst und die ständigen Zweifel an meinem eigenen Wert dazu führen, dass ich mich von der Welt und den Menschen um mich herum isoliert fühle. In Momenten der Unsicherheit ziehe ich mich dann umso mehr zurück, aus Angst, nicht gut genug zu sein oder von anderen nicht akzeptiert zu werden. So führt meine Unsicherheit dazu, dass ich mich stark von der Bestätigung und Bewunderung durch andere abhängig mache (Ohana, 2022). Wenn ich jedoch lerne, mich mit meinen Stärken und Lernfeldern selbst wertzuschätzen und an mich zu glauben, gewinne ich nicht nur Selbstvertrauen, sondern auch die Fähigkeit, mich auf andere einzulassen und echte Beziehungen zu knüpfen.

Eigene Unzulänglichkeiten annehmen
Wie kann ich aufkommenden Selbstzweifeln in Bezug auf meinen Wert gut begegnen? Wie kann es mir gelingen, meine eigenen Unzulänglichkeiten und vermeintlichen Fehler anzunehmen und besser damit umzugehen? Zunächst ist es wichtig, mir klarzumachen, dass alle Menschen auf der Welt sowohl Stärken als auch Schwächen haben. Damit bin ich also schon mal nicht allein. Das ist ganz normal. Und ich darf auch bei mir auf beides schauen: meine Sonnenseiten und meine Schattenseiten.

Wenn in mir negative Gedanken zu mir selbst aufkommen, darf ich diese zunächst wahrnehmen. Ich kann darauf schauen, was diese ausgelöst hat und wie berechtigt meine Selbstkritik ist. Tatsächlich sind unsere inneren Dialoge oft negativ geprägt. Und je häufiger wir uns innerlich negativ über uns selbst äußern, desto mehr ungute Einflüsse auf unser Selbstbild erzeugen wir damit (Lempart, 2016). Aber das kann ich gezielt verändern. Entweder ich lasse meine negativen Gedanken nach deren Auftauchen einfach ziehen und schenke ihnen keine weitere Beachtung. Gelingt dies nicht, hilft es oft, zu mir selbst eine Haltung wie zu einer guten Freundin oder einem guten Freund einzunehmen. Was würde ich ihm oder ihr auf ihre Unzufriedenheit mit sich selbst antworten, um sie wiederaufzurichten? Kann ich ähnlich mitfühlend mit mir selbst sein? Mit welchen liebevollen Gedanken zu mir selbst kann ich mir antworten? Womit kann ich meine negativen Gedanken entkräften?

Zusätzlich kann ich versuchen, meine wahrgenommenen Unzulänglichkeiten nicht nur negativ zu betrachten, sondern deren positiven Anteil zu erkunden. Oft ist das, was wir an uns kritisieren, nämlich nur ein Zuviel einer an sich guten Eigenschaft.

> **Beispiel**
>
> *Positive Anteile finden:* Ich kann mich also entweder grämen, dass ich auf dem Fest gestern Abend, auf dem ich kaum jemanden gekannt habe, wieder so schüchtern und zurückhaltend war. Oder ich kann meinen Blick darauf lenken, was an genau diesem Verhalten auch positiv war. Ich habe vielleicht interessante soziale Beobachtungen gemacht und mich trotz meiner Zurückhaltung ganz wohl gefühlt. Durch diese wohlwollende Brille sehe ich meine Schüchternheit eher als besondere Eigenheit an, die mich ausmacht, und ich kann sogar wertvolle Anteile an ihr entdecken.

Wohltuend kann auch sein, meinen Eindruck von mir selbst mit Menschen meines Vertrauens abzugleichen. Wie schüchtern nimmst du mich wahr? Gehe ich auch aus deiner Sicht bei sozialen Begegnungen unter? Welche Vor- und Nachteile siehst du in meiner besonderen Eigenschaft? Oft haben die Menschen in unserer Umgebung einen anderen Blick und entdecken mehr hilfreiche oder liebenswerte Anteile an unserem Verhalten als wir selbst.

Und wenn ich kritische Rückmeldung zu meinem Verhalten bekomme, dann kann ich diese als Lernchance nutzen. Ich kann Feedback von anderen entweder vor allem unangenehm oder unmöglich finden, mich darüber ärgern und mich und mein Verhalten verteidigen; oder ich kann mir überlegen, was von der Rückmeldung auch aus meiner Sicht tatsächlich zutrifft und wie ich mich das nächste Mal besser verhalten kann. Ich mindere durch die Wahrnehmung eigener Fehler und Misserfolge also nicht meinen Selbstwert, sondern sehe diese als wichtigen Teil meines persönlichen Wachstums an. Vielleicht habe ich sogar Lust, mich mit diesem Lernfeld intensiver zu beschäftigen, indem ich ein Buch dazu lese, mir im Internet Informationen dazu hole oder ein Seminar besuche? Neues lernen und mich weiterentwickeln, auch in Bezug auf meinen Kontakt zu mir selbst, ist für viele von uns eine stärkende Erfahrung.

Bewusstsein über meinen eigenen Wert und Glanz
Es verlangt niemand, dass ich mich zukünftig hochnäsig über meine Mitmenschen stelle oder auf einen Ego-Trip begebe, der meine eigenen Bedürfnisse über die aller anderen stellt. Ich muss mich nicht überall in den Vordergrund drängen und dabei vielleicht sogar andere übergehen oder ausbooten. Trotzdem darf ich mir meines eigenen Wertes und Glanzes innerlich bewusst sein. Zuallererst beschenke ich damit mich selbst. Denn da, wo meine Stärken liegen, da blühe ich auf. Wenn ich mir meiner Stärken bewusst bin und diese auch offen zeigen kann, dann richte ich mich dadurch innerlich und äußerlich auf. Und es tut mir gut und macht mich glücklich, wenn ich mit Selbstwertschätzung aufrecht in meinem Leben stehe. Wenn ich bewusst mit meinen Stärken in Kontakt gehe, dann spüre ich in mir größere Souveränität, eine kraftvolle Ruhe und bin besser gelaunt. Wie gut, dass ich diese Möglich-

keit zur Verfügung habe und mich damit bei Bedarf unterstützen kann. So kann ich all meine goldenen Seiten voll zum Erstrahlen bringen und damit mich und meine Mitmenschen erfreuen.

Beim Blick auf mich selbst ist es wichtig, auf verschiedene Bereiche in meinem Leben zu schauen, die mich wertvoll machen. Häufig erkennen wir vor allem Leistung und Erfolg im Beruf als lobenswert an. Wenn uns berufliche Aufgaben gut gelingen oder unser hoher Einsatz bei der Arbeit honoriert wird, fühlen wir uns wertvoll. Fühlen wir uns beruflich überfordert oder müssen mit Misserfolg und Rückschlägen umgehen, dann hat das oft starke negative Auswirkungen auf unser Wohlbefinden und unseren wahrgenommenen Selbstwert. Die ausgeprägte Leistungsorientierung in der Erziehung, unserem Bildungssystem und der Gesellschaft allgemein trägt hierzu viel bei. Dabei profitieren wir natürlich auch mit Blick auf unsere berufliche und fachliche Entwicklung stark vom Ausbau unserer persönlichen Fähigkeiten.

Zu meiner ganzheitlichen gesunden Entwicklung gehört auch ein breites Spektrum an sozialen und kreativen Fähigkeiten und Stärken. Eine Auswahl solcher Fähigkeiten und Stärken in verschiedenen Lebensbereichen ist in Abb. 10.1 aufgeführt. Hier sind neben Aspekten der beruflichen Entwicklung auch die Be-

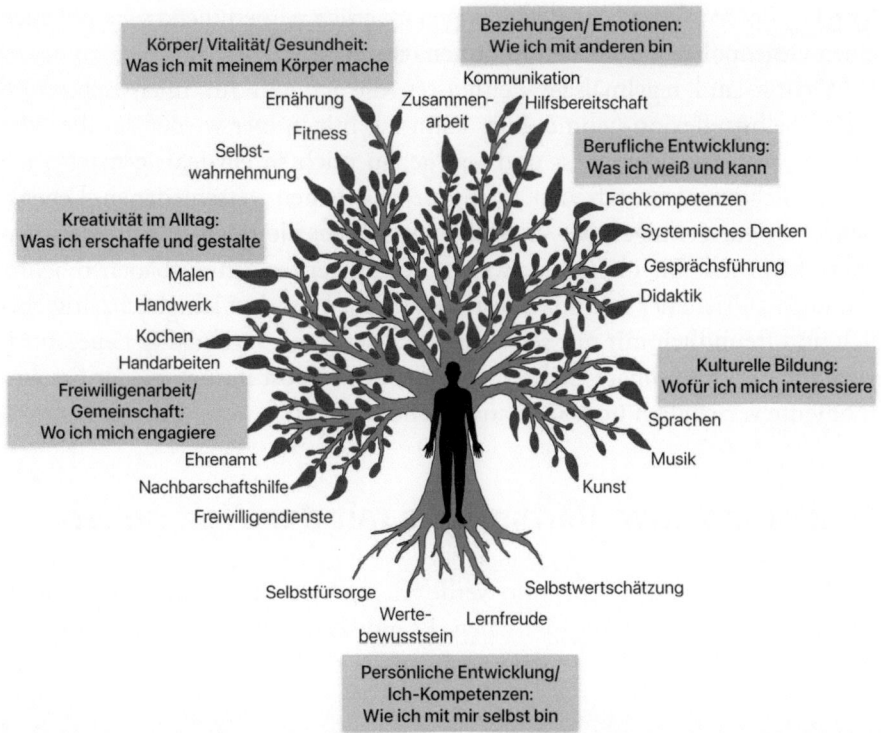

Abb. 10.1 Übersicht über Fähigkeiten und Stärken in verschiedenen Lebensbereichen

reiche kulturelle Bildung, Ich-Kompetenzen, Freiwilligenarbeit, Kreativität, Körper und Beziehungen abgedeckt. Wie ein Baum entwickelt sich jeder Mensch im Laufe seines Lebens fortwährend weiter, lässt neue Verzweigungen entstehen und auch den einen oder anderen Ast absterben. Dabei sind Menschen mit einer hohen emotionalen Intelligenz sowohl mit Blick auf Selbstregulation, Anpassungsfähigkeit und Motivation als auch in der Gestaltung ihrer sozialen Beziehungen erfolgreich (Goleman, 1996). So sind wir durch den Aufbau und die Pflege eines stabilen sozialen Netzwerks viel besser in unserem Leben aufgestellt. Während fachliche Kompetenzen veralten und so irgendwann nicht mehr nützlich sind, werden soziale und persönliche Kompetenzen immer eine zentrale Rolle für unser Wohlbefinden spielen. Zudem sind Neugier, Lernbereitschaft und Flexibilität wichtige Kompetenzen, die uns dabei helfen, uns den Veränderungen in unserer Umgebung gut anzupassen. In unserer heutigen schnelllebigen Welt ist auch die Widerstandsfähigkeit gegen Stress und Belastungen eine wichtige Kompetenz. Hier können wir uns nur durch eine fortwährende Selbstfürsorge und den achtsamen Umgang mit unseren Kraftressourcen langfristig gesund erhalten. Und auch für den Fall, dass das Leben uns schwierige Zeiten beschert, sind wir mit nützlichen Kompetenzen gerüstet, um uns aus einem tiefen Tal auch wieder herauszuholen. Zudem können sportliche, kreative, künstlerische oder handwerkliche Betätigungen innerlich sehr erfüllend sein und auch einen Gegenpol zu beruflichen Routinen darstellen.

Wichtig sind regelmäßige Zeitfenster, die ich mir für mich selbst und meine Selbstreflexion nehme. Hier kann ich mir immer wieder darüber klar werden, was mir wichtig ist und was genau mich so einzigartig macht. Ich kann mich an dem erfreuen, was mir in meinen verschiedenen Lebensbereichen gut gelungen ist. In Bezug auf Dinge, die mich unzufrieden machen, kann ich mir überlegen, welche Kompetenzen ich ausbauen möchte, um noch zufriedener mit mir selbst zu werden. Hier darf ich gleichzeitig ehrlich und freundlich mit mir selbst sein. Ich setze mir regelmäßig neue, motivierende und erreichbare Ziele. So kann ich mir selbst immer wieder Erfolgsmomente verschaffen und diese anschließend feiern.

10.2 In positive Verbindung mit der Welt gehen

Als Folge meiner Selbstannahme werde ich auch zu einem nach außen sichtbaren und wirkungsvollen Menschen. Es gibt also eine ganz gesunde und erfreuliche Art des Sichtbarwerdens nach außen, die keine Gefahr für meine soziale Beliebtheit darstellt. Im Gegenteil werde ich durch ein selbstbewusstes und strahlendes Auftreten zu einem beachteten und wertvollen Teil der Gemeinschaft.

Meine Talente und Fähigkeiten einbringen
Wir haben vielfältige Möglichkeiten, unsere eigenen Talente und Fähigkeiten in die Gemeinschaft einzubringen. Und doch haben wir häufig das Gefühl, dass die Dinge, die wir Tag für Tag tun, nicht wirklich wichtig sind oder einen Unterschied machen. Hier kann sich jede und jeder von uns wieder auf Entdeckungsreise begeben, um die eigenen Potenziale noch bewusster zu leben:

- In welchen Momenten fühle ich mich besonders kompetent und zufrieden? Ist das bei der Begegnung mit Menschen, bei meinem Lieblingssport, wenn ich handwerklich tätig bin oder wenn ich eine besonders knifflige berufliche Aufgabe gelöst habe?
- Wenn ich aktuell wenig Momente entdecken kann, die mich wirklich erfüllen, hilft oft ein Blick in eine andere Lebensphase: Was habe ich als Kind mit großer Begeisterung gemacht? Was hat mich in früheren Phasen meines Lebens beglückt und erfüllt?
- Kann ich daran anknüpfen und das auch heute für mich wieder aufleben lassen?

Das können z. B. draußen in der Natur auch ganz einfache Dinge sein – wie einen Blumenstrauß pflücken und jemanden damit beschenken. Oder aus Ästen und bunten Blättern einen Kranz binden oder schöne Steine entdecken und vielleicht bemalen.

Vielleicht bin ich sogar so mutig und probiere etwas ganz Neues aus? Träume ich schon lange davon, ein Instrument zu erlernen oder eine bestimmte Sprache zu sprechen? Was reizt mich und worauf habe ich Lust? Auch die Ausübung eines sinnstiftenden freiwilligen Engagements kann mir wieder mehr das Gefühl geben, gebraucht und geschätzt zu werden. Für Weiterentwicklung und Lernen sollte ich in meinem Leben immer Raum und Zeit schaffen. Dadurch halte ich mich nicht nur innerlich flexibel und geistig agil (Korte, 2012). Durch den Ausbau meiner Fähigkeiten und das Erschließen neuer Kompetenzen fühle ich mich zudem selbstwirksam und nähre mein positives Selbstbild. Die lebenslange Weiterentwicklung bringt mich in guten Kontakt zu meinen Stärken und auch meinen zukünftig anzugehenden Lernfeldern.

Mich auf das Positive ausrichten

Ein großes Geschenk, das wir uns und unserem Umfeld machen können, ist es, immer wieder die positiven Seiten in unserem Leben zu entdecken und wirksam werden zu lassen. Mit einem wohlwollenden Blick auf alle Anzeichen für gute Entwicklungen, zu nutzende Möglichkeiten und Gründe für Dankbarkeit können wir eine große Bereicherung sein. Denn Schreckensmeldungen und bedrohliche Entwicklungen gibt es leider in unserem Leben zuhauf. Doch was hilft es, wenn wir uns von diesen gefangen nehmen lassen, vor allem, wenn wir auf deren Beseitigung keinen direkten Einfluss nehmen können? Was wir jeden Tag beeinflussen können, ist, wie wir auf die Welt und unser Dasein darin schauen und welche Ausrichtung wir uns und unserem Leben gebe. Wenn es uns dabei gelingt, immer wieder Glück in unserem Leben zu empfinden, dann beschenken wir damit nicht nuruns selbst, sondern unser ganzes Umfeld.

Mich für Klärung und Frieden einsetzen

Und auch wenn ich viele große Probleme dieser Welt nicht beeinflussen oder lösen kann, so kann ich mich doch in meinem direkten Umfeld für ein gutes Miteinander und Frieden einsetzen. Ich kann ein offenes Ohr für die Sorgen der Menschen haben. Ich kann ihnen meine Aufmerksamkeit und Zuwendung schenken. Und ich kann gemeinsam mit ihnen nach Zeichen der Hoffnung und Möglichkeiten für Verbesserungen schauen.

Dabei kann es sehr erhellend sein, mir vor Augen zu führen, was ich alles an Wohlstand und Sicherheit in meinem Leben genießen darf. Auch wenn ich meinen Alltag oft als anstrengend und viele Situationen auch als belastend erlebe, bedrohen die wenigsten davon tatsächlich meine Existenz. Es kann meinen Blick auf die selbst empfundenen Herausforderungen in meinem Leben ändern, wenn ich mir bewusst mache, dass es viele Menschen auf der Welt gibt, die in ganz anderen Leben stecken. Wenn Menschen keinen Zugang zu ausreichend Nahrung oder medizinischer Versorgung haben oder von akuten kriegerischen Auseinandersetzungen bedroht sind, dann ist es berechtigt, mit dem Leben zu hadern, in große Wut oder lähmende Starre zu verfallen. Wie kann ich auch diese Menschen, die mit ganz anderen Lebenssituationen zu kämpfen haben, mit in den Blick nehmen und in mein Herz schließen? Wie kann ich mein Entsetzen und Mitleid umwandeln in Mitgefühl und den Wunsch, hier positiv wirksam zu werden? Was kann ich tun, um von meinem vergleichsweise großen Wohlstand etwas an diejenigen abzugeben, die dringend Hilfe benötigen?

> **Beispiel**
>
> *Einsatz für andere:* So gehören meine volle Bewunderung und mein ganzer Respekt den Menschen in meinem Umfeld, die z. B. zu Beginn des Krieges in der Ukraine oder beim letzten großen Erdbeben in der Türkei sofort angefangen haben, Spenden zu sammeln und sich teils selbst in Transporter gesetzt haben, um diese in die betroffenen Gebiete zu bringen. Dafür ist die Bereitschaft erforderlich, aus dem eigenen vollen Leben zeitweise auszusteigen, um sich diesen wichtigen und sinnvollen Aufgaben zuwenden zu können. Und zudem setzt dieses Engagement großen Mut voraus mit Blick auf das Unbekannte und Unvorhersehbare, das die Helfenden erwartet. Und gleichzeitig stelle ich mir vor, dass dieses eigene Tun eine Möglichkeit ist, mit der eigenen Betroffenheit besser umgehen zu können und sich wirksam in der Welt zu fühlen.

An nachfolgende Generationen denken
Auch auf zukünftige Entwicklungen auf dieser Welt und meinen Beitrag hierzu kann ich schauen. Dabei empfinde ich es als wohltuend wahrzunehmen, dass es über mich und meinen Alltag hinaus etwas Größeres gibt, in das ich eingebunden und eingebettet bin. Und für das ich über mein kleines Leben hinaus eine Mitverantwortung übernehmen kann. Wie kann ich mich heute so verhalten, dass auch den nachfolgenden Generationen ein lebenswertes Leben auf diesem Planeten möglich sein kann? Wie gehe ich mit den endlichen Ressourcen dieses Planeten um, auch wenn deren Verknappung für mich selten direkt wahrnehmbar ist? Bin ich bereit dazu, nicht über meinen tatsächlichen Bedarf zu leben, sodass auch für die anderen – entweder in weit entfernten Teilen der Erde oder zu späteren Zeiten – etwas übrig bleibt? Kann ich mich für das große Ganze einsetzen, auch wenn ich mich in meinem Leben aktuell z. B. vom Klimawandel nicht unmittelbar betroffen fühle?

Hier kann ich immer wieder mal prüfen, was ich wirklich benötige, um in meinem Leben zufrieden zu sein. Schmerzvoller freiwilliger Verzicht gehört nicht zu den großen Kompetenzen der Menschen und wird daher nicht der Weg sein, den viele bereit sind, zu gehen. Zudem haften wir Menschen an unseren Gewohnheiten und scheuen große Veränderungen. Und zählt und hilft jeder noch so kleine Beitrag, den wir bereit sind, für den Erhalt unserer Lebensgrundlage zu bringen. Denn viele ganz kleine Schritte bedeuten in Summe doch einen entscheidenden Sprung. Und auch hier entscheide ich, was sich für mich als Verzicht anfühlt und welche Veränderungen in meinem Leben nicht nur für das Klima, sondern sogar für mich selbst eine Bereicherung sein können. Denn Klimaschutz bedeutet einen Gewinn an Lebensqualität und ein Mehr an Gerechtigkeit auf der Welt (Latif, 2020). Hier kann jede und jeder Einzelne bei sich selbst und dem eigenen Leben anfangen und den eigenen Beitrag als sinnvoll und lohnenswert empfinden. So kann z. B. eine klimafreundliche Ernährung auch für meinen Körper gesund sein. Und ich tue mir und meiner Fitness mit jeder Wegstrecke, die ich unmotorisiert aus eigener Kraft zurücklege, etwas Gutes. Für viele Menschen fühlt sich ein Lebensstil, der nicht nur am eigenen grenzenlosen Konsum orientiert ist, sehr sinnstiftend und wohltuend an. Es tut auch mir selbst gut, in Wertschätzung gegenüber der Natur, den Menschen in weniger privilegierten Teilen der Welt und den nachfolgenden Generationen zu leben.

Wertvolle Spuren hinterlassen
Es ist bekannt, dass vor allem auch ich selbst davon profitiere, wenn ich mit anderen Menschen in einen positiven Kontakt gehe. Andere großzügig zu beschenken macht z. B. nicht nur den Beschenkten, sondern auch den Schenkenden glücklich (Park et al., 2017). Auch macht es mich zufriedener und wirkt sich positiv auf meine Beziehungen aus, wenn ich darauf schaue und auch anderen gegenüber ausspreche, wofür ich dankbar bin. Dabei können kleine aufmerksame oder anerkennende Gesten schon viel bewirken.

Es macht also einen großen Unterschied, ob ich da bin oder nicht. Ob ich meine Ideen, Gedanken und Träume in die Welt bringe oder nicht. Wenn ich an mich und meinen Beitrag glaube und diesen selbstbewusst gestalte, dann hinterlasse ich wertvolle Spuren auf meinem Weg. Und die Welt wird durch mich und mein Wirken ein kleines bisschen besser. Und wer glaubt, dass der einzelne Mensch zu wenig bedeutsam ist, um einen Unterschied beizutragen, der irrt sich gewaltig. Denn ein winziger Beitrag von jedem Einzelnen von uns macht in Summe einen sehr großen Unterschied. Wer allerdings glaubt, dass der eigene Beitrag nichts wert ist und sich deswegen nicht darum bemüht, wird eben gerade dadurch den eigenen möglichen positiven Beitrag ungenutzt lassen. In der folgenden Übung kann daher ein Blick auf den eigenen Gestaltungsspielraum und die Spuren geworfen werden, die man in seinem Leben hinterlassen möchte.

10.3 Übung: Mein wertschätzendes Selbstbild

Wo bin ich wirksam? Was gestalte ich? Was hinterlasse ich?
   Erstelle eine Liste oder gerne auch eine bildliche Darstellung deiner Fähigkeiten und Stärken (z. B. in Form einer Landkarte, eines Baumes, einer Blume …). Anregungen für Fähigkeiten in verschiedenen Lebensbereichen kannst du dir in Abb. 10.1 holen. Nutze gerne verschiedene Farben und Sym-

bole für verschiedene Lebensbereiche (wie Ich-Kompetenzen, Beziehungen, berufliche Entwicklung, Kreativität, Körper/Vitalität/Gesundheit ...). Denke nicht nur an fachliche Kompetenzen, sondern berücksichtige auch, was dich in deinem sozialen Umfeld auszeichnet und was dich innerlich stark macht.

Wähle eine deiner Fähigkeiten aus, die du gerne weiter ausbauen möchtest. Plane die nächsten kleinen, erreichbaren und messbaren Schritte, die du angehen wirst, um diese Fähigkeit zu entwickeln. Lege dich jetzt auf einen Zeitpunkt fest, an dem du deine Entwicklung angehst. Vielleicht bekommt die Beschäftigung mit deiner Fähigkeit sogar einen festen regelmäßigen Platz in deinem Kalender? Halte deine Fortschritte fest und freue dich an deinen Erfolgen.

Fragen zur Selbstreflexion dieses Kapitels
- Welche meiner Einzigartigkeiten möchte ich mehr wertschätzen?
- In welchen Bereichen meines Lebens möchte ich wieder mehr strahlen?
- Welche wertvollen Spuren habe ich schon angelegt und welche möchte ich weiter vertiefen?

Literatur

Goleman, D. (1996). *Emotionale Intelligenz* (1. Aufl.). Carl Hanser Verlag.

Hüther, G. (2018). *Biologie der Angst: Wie aus Stress Gefühle werden* (13. Aufl.). Vandenhoeck & Ruprecht.

Korte, M. (2012). *Jung im Kopf: Erstaunliche Einsichten der Gehirnforschung in das Älterwerden* (4. Aufl.). Deutsche Verlags-Anstalt.

Latif, M. (2020). *Heißzeit: Mit Vollgas in die Klimakatastrophe – und wie wir auf die Bremse treten*. Herder.

Lempart, H. (2016). *Das hab´ ich alles schon probiert: Warum wir uns mit Veränderungen so schwertun. Reihe Aktive Lebensgestaltung, Veränderung*. Junfermann Verlag.

Moore, D. S. (2017). *The developing genome: An introduction to behavioral epigenetics*. Oxford University Press.

Ohana, K. (2022). *Narzissten wie wir: Vom Streben nach Aufwertung – ein ehrlicher Blick auf uns Menschen* (1. Aufl.). Beltz Verlag.

Park, S. Q., Kahnt, T., Dogan, A., Strang, S., Fehr, E., & Tobler, P. N. (2017). A neural link between generosity and happiness. *Nature Communications, 8*, 15964. https://doi.org/10.1038/ncomms15964

Rogers, C. R. (1995). *On becoming a person: A therapist's view of psychotherapy* (2. Aufl.). Mariner Books.

Worthington, E. L. (2007). *Humility: The quiet virtue*. Templeton Foundation Press.

11

Was ich aus diesem Ratgeber für mich mitnehme

Am Ende dieser gemeinsamen Reise hin zu mehr Selbstannahme, Selbststärkung und persönlicher Weiterentwicklung lade ich dazu ein, nochmals innezuhalten und drüber nachzudenken, was aus diesem Ratgeber für das eigene zukünftige Leben mitgenommen werden kann. Denn die Erkenntnisse, die hier gewonnen werden, bleiben durch die aktive Beschäftigung damit nicht nur Worte auf Papier. Sie werden zu Bausteinen für ein erfüllteres Leben. Und dessen gute Ausrichtung beginnt im eigenen Herzen und liegt jeden Tag aufs Neue in den eigenen Händen. So kann jede und jeder sich verlockende Ziele setzen, den guten Weg zuversichtlich fortsetzen und die eigenen Wünsche und Träume immer wieder Wirklichkeit werden lassen. Denke daran, dass du alles, was du brauchst, bereits in dir trägst. Du hast dadurch die Möglichkeit, deine Welt nach deinen Vorstellungen zu gestalten und deine Erkenntnisse in wertvolle Erfahrungen umzuwandeln. Indem du dir erlaubst, du selbst zu sein, schaffst du Raum für das, was dich ausmacht und dir wichtig ist.

Reflektiere die Werte, die für dich bedeutsam sind, und überlege, wie du sie in deinem Alltag leben kannst. Nimm dir konkret vor, welche regelmäßigen Momente der Selbstfürsorge du für dich einplanen möchtest. Und sorge dafür, dass du deine Erfolge, egal wie klein sie scheinen mögen, bewusst feierst.

Stelle dir die Frage: Welche Schritte kann ich heute unternehmen, um mich innerlich gut aufzustellen und auf dieser Grundlage auch nach außen sicher aufzutreten? Setze dir hier klare Ziele, die dich näher zu dem Leben führen, das du dir wünschst. Denn deine innere Klarheit ist eine zentrale Voraussetzung für gelingende Veränderung.

Denke daran, dass du ein Geschenk für die Welt bist. Deine Einzigartigkeit und deine Beiträge in dieser Welt sind von großem Wert. Indem du dich selbst stärkst, trägst du nicht nur zu deinem eigenen Glück bei, sondern auch zum Glück der Menschen um dich herum.

Nutze so die Erkenntnisse aus diesem Ratgeber als Bausteine für deine persönliche Weiterentwicklung. Fasse jetzt konkrete Vorsätze und halte sie in deinem Herzen wach. Lasse sie zu einem wichtigen Teil deines Lebens werden, sodass du jeden Tag ein Stück mehr die beste Version deiner selbst leben kannst.

Deinen Weg zu einem erfüllteren Leben kannst du Tag für Tag fortsetzen. Also triff immer wieder die Entscheidung, dich selbst liebevoll in den Blick und immer wieder auch in den Arm zu nehmen. Sei mutig, sei du selbst und erlaube dir so, in all deiner Schönheit zu erblühen. So wirst du dir ein Leben gestalten, in dem du weißt, was du tun kannst, damit es dir gut geht. Sorge also immer wieder für einen Ort in deinem Leben, an dem du dich so richtig wohl fühlst.

Als letzte Übung kannst du dir hierfür jetzt deinen ganz persönlichen gedanklichen Wohlfühlort schaffen. Viel Spaß dabei!

11.1 Übung: Reise zu meinem Wohlfühlort

Setze dich an einen ruhigen Platz, an dem du für mindestens 15 Minuten ungestört bist. Lege dir, wenn du magst, etwas zum Schreiben bereit, um dir im Anschluss an die Übung deine Gedanken und Erlebnisse notieren zu können. Du kannst für einen Überblick und deine Notizen auch Abb. 11.1 nutzen.

Atme einige Male tief ein und aus, um zur Ruhe zu kommen und ganz zu dir zu finden. Nimm dir dann zunächst einige Momente Zeit, um diese Anleitung für deine Reise zu deinem ganz persönlichen Wohlfühlort in Ruhe zu lesen. Du musst dir nicht jeden Schritt im Detail merken. Gestalte deine Reise einfach genauso, wie es sich für dich jetzt gerade richtig anfühlt.

Wenn du alles gelesen hast und bereit bist, schließe die Augen und atme tief ein und aus. Lasse den Alltag hinter dir und öffne dich für eine Reise in deine eigene Vorstellungskraft. Diese Gedankenreise wird dich an einen wundervollen Ort in der Natur führen, an dem du dich entspannen und neue Kraft tanken kannst. Nimm dir Zeit, um diese Reise in deinem eigenen Tempo zu erleben. Wenn deine Gedanken abschweifen, dann lass sie einfach weiterziehen und führe dich freundlich zurück in die Übung.

Beginn
Stelle dir vor, du stehst am Anfang eines Weges, der in die Natur führt. Der Himmel über dir strahlt in einem sanften Blau, und du spürst die wärmenden Sonnenstrahlen auf deinem Gesicht. Du hörst das leise Rascheln der Blätter im Wind und das Zwitschern der Vögel. Nimm einen tiefen Atemzug und

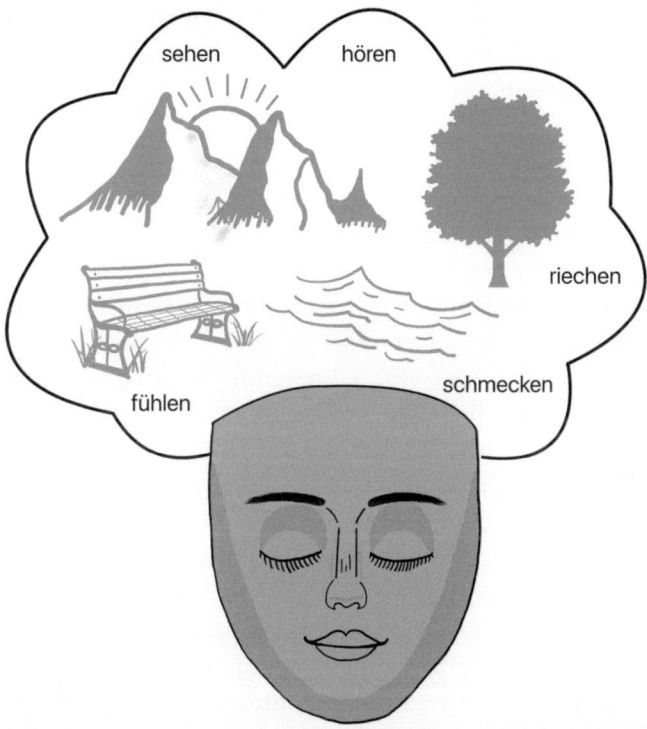

Abb. 11.1 Mein Wohlfühlort

spüre, wie die frische Luft deine Lungen füllt. Mit jedem Atemzug lässt du ein bisschen mehr los und die Sorgen des Alltags hinter dir.

Der Weg zu deinem Wohlfühlort
Beginne, den Weg entlangzugehen. Wenn du magst, kannst du dafür deine Schuhe ausziehen, denn es ist angenehm warm. Achte auf die Geräusche um dich herum: das Knacken der Äste unter deinen Füßen, das Plätschern eines nahen Baches. Du betrachtest die Farben um dich herum – das satte Grün der Bäume, die bunten Blumen am Wegesrand – und nimmst alles tief in dich auf. Halte inne und bewundere die Schönheit der Natur. Vielleicht spürst du das weiche Moos unter deinen Füßen oder fühlst die sanfte Brise, die durch dein Haar weht.

Ankunft an deinem Wohlfühlort
Nach einem belebenden Spaziergang erreichst du deinen ganz persönlichen Wohlfühlort. Es kann ein schattiger Platz auf einer Bank, ein ruhiger Strand, ein geheimnisvoller Wald oder ein beruhigender Bergsee sein. Male dir den

Ort ganz genau so aus, wie du ihn dir gerade wünschst. Nimm dir Zeit, um diesen Ort in deiner Vorstellung entstehen zu lassen und ganz nach deinen Wünschen auszuschmücken.

Alle Sinne aktivieren
Jetzt, wo du an deinem Wohlfühlort angekommen bist, nimm dir Zeit, um ihn mit all deinen Sinnen wahrzunehmen:

- Schau dir alle Details um dich herum an: Was kannst du alles in deiner Nähe sehen? Gibt es besondere Pflanzen oder Tiere, die hier leben? Gibt es eine Sitzmöglichkeit oder eine Unterkunft? Welche Farben und welche Stimmung umgeben dich? Wie weit reicht dein Blick?
- Lausche den Geräuschen um dich herum: Höre das Rauschen des Wassers, das Singen der Vögel oder das sanfte Rascheln der Blätter.
- Berühre das, was du gerne fühlen möchtest: Wie fühlen sich Moos, Wasser oder die Rinde des Baumes an? Was fühlst du auf deiner Haut? Ist es kühl oder warm?
- Nimm den Duft der Natur wahr: Riecht es nach frischem Gras, blühenden Blumen oder dem erdigen Geruch nach einem Regenschauer?
- Vielleicht gibt es auch etwas, das du schmecken kannst – die frische Luft, die süße Frucht eines Strauches oder einfach nur den Geschmack der Freiheit.

Entspannung und Erneuerung
Setze dich an deinen Wohlfühlort oder lege dich an einen geschützten Platz und lasse all deine Gedanken los. Spüre, wie der Stress von dir abfällt. Atme tief ein und aus, während du die Ruhe und den Frieden um dich herum aufnimmst. Spüre, wie mit jedem Ausatmen mehr Anspannung deinen Körper verlässt. Du bist hier ganz sicher und geborgen. Stelle dir vor, wie beim Einatmen positive Energie in deinen Körper strömt. Welche Farbe hat diese Energie für dich? Wo in deinem Körper kannst du sie aufnehmen?

Rückkehr in den Alltag
Wenn du bereit bist, kehre langsam von deinem Wohlfühlort zurück. Nimm deine Eindrücke von dort und das Gefühl der Entspannung mit dir. Sei dir bewusst, dass du jederzeit an diesen Ort zurückkehren kannst, wann immer es dir danach ist. Du hast deinen Wohlfühlort zukünftig immer und überall mit dabei.

Öffne langsam deine Augen und nimm dir einen Moment, um dich zu orientieren. Atme noch einmal tief ein und aus. Jetzt bist du bereit, deinem Alltag wieder mit neuer Energie und Gelassenheit zu begegnen. Wie nach einem erholsamen Kurzurlaub.

Abschluss der Übung
Wenn du magst, notiere dir jetzt deine Eindrücke und Gedanken, die du auf deinem mentalen Ausflug gesammelt hast. Vielleicht willst du auch ein Bild suchen oder vielleicht sogar selbst malen, das dich zukünftig an diesen Ort erinnert. Platziere das Bild an einem Ort, an dem du immer wieder einen dankbaren Blick darauf werfen kannst.

Diese Gedankenreise zu deinem Wohlfühlort ist ein Geschenk an dich selbst. Wiederhole diese Reise so oft, wie du möchtest, und erinnere dich daran, wie wichtig es ist, dir Zeit für dich selbst zu nehmen. Selbstliebe und Selbstachtsamkeit beginnen mit der Anerkennung deiner Bedürfnisse und dem Schaffen von Raum für Entspannung und Erneuerung.

Abschließende gute Ausrichtung
Vielen Dank für die Zeit, die du dir selbst mit dem Lesen dieses Buches geschenkt hast. Ich wünsche dir für deine weiteren Schritte immer wieder einen ganz guten Kontakt zu dir und allem, was an Schätzen in dir steckt. Bringe dich selbst äußerlich und innerlich immer wieder zum Strahlen!

Ich lade dich zum Abschluss ein, dir für deinen weiteren Weg ein unterstützendes Motto zu formulieren. Das Fassen einer klaren positiven Absicht wird dich dabei begleiten, dein Leben ganz bewusst immer wieder in die von dir gewünschte Richtung zu lenken.

Führe dir dafür zunächst nochmals deinen in der letzten Übung geschaffenen Wohlfühlort vor Augen. Träume dich für einen Moment dorthin. Und spüre, wie es dir dort geht und wie du dort in ganz guten Kontakt mit dir selbst kommst.

Jetzt überlege dir, mit welchem Wort oder Satz du dieses Gefühl zu dir selbst gut zum Ausdruck bringen kannst. Für manche mag ein einzelnes Wort wie Mut, Freude oder Nähe schon große Wirkung entfalten. Überlege dir, wofür genau dieses Wort in deinem Leben stehen soll. Dann kannst du dich immer wieder fragen, wie du gerade mit Blick auf diese Überschrift für dein Leben unterwegs bist. Wo kommt dein Mottowort in deinem Alltag vor? Was bringt dich ihm näher oder entfernt dich davon? Was nimmst du in den Blick, um dich in deinem Leben ganz gezielt dafür stark zu machen?

Wenn du einen Satz verwenden möchtest, dann formuliere dein Vorhaben darin aktiv, positiv und in der Gegenwarts- oder Zukunftsform. Verzichte also auf Verneinungen, Konjunktive oder Weichmacher wie „vielleicht", „eigentlich" oder „etwas". Dein Motto darf gerne etwas stärker und überzeugter sein, als du es dir im Moment schon selbst so ganz glaubst. Denn ein Ziel ist ja dafür da, dass wir uns dorthin entwickeln.

Am wirksamsten ist es, wenn du dir deine ganz eigene Zielformulierung überlegst, die genau auf dich und deinen erwünschten Weg passt. Manchmal helfen uns dabei ein paar Ideen von anderen großartigen Menschen. Daher führe ich im Folgenden einige Mottos und Sinnsprüche auf, die dir ganz bestimmt Inspiration und Ideen für deine Zielformulierung geben können:

» „Mach es, so gut du es kannst, bis du es besser weißt. Wenn du es besser weißt, mach es besser." (Maya Angelou)

» „Sei du selbst die Veränderung, die du dir wünschst für diese Welt." (Mahatma Gandhi)

» „Ich liebe dich, ich werde dich nie im Stich lassen, ich werde immer für dich sorgen." (Elizabeth Gilbert)

» „Gehen wir immer davon aus, dass alle Menschen das Beste tun, wozu sie fähig sind." (Monica McGoldrick)

» „Nichts auf dieser Welt ist so fest und sicher wie dein Platz in meinem Herzen." (Melanie Levensohn)

» „Jeder von uns hat eine Tür zur Veränderung, die nur von innen geöffnet werden kann." (Virginia Satir)

> » „Gelassene Ruhe ist in mir – immer wieder, an jedem neuen Tag." (Eva-Maria Bauer)

> » „Mit freudigem Herzen und aufrecht voller Selbstsicherheit tanke ich Energie im Hier und Jetzt." (Eva-Maria Bauer)

> » „Ich habe genau dieses eine Leben und die wunderbare Chance, das Beste daraus zu machen." (Eva-Maria Bauer)

Wie heißt dein Satz, mit dem du dir weiter eine ganz gute Begleitung sein wirst? Sage deinen Satz mehrmals laut und spüre dabei, wie nah du dir damit selbst kommst. Formuliere ggf. nochmals um, damit du dich von deinem Satz so richtig gut getragen, begleitet und motiviert fühlst. Wenn sich der Satz stimmig für deinen guten Weg anfühlt, dann überlege, wie und wo du ihn für dich sichtbar machen kannst. Schaffe dir in deinem Alltag unterstützende Erinnerungshilfen, die dich dabei begleiten, immer wieder in achtsamen Kontakt mit deinem Ziel zu kommen. Das kann ein Bild sein, das für dich gut zu deinem Motto passt. Du kannst dir auch ein kleines Ritual überlegen, das dich so oft wie von dir erwünscht in dein Motto eintauchen lässt. Oder du wählst gezielt ein Schmuckstück aus, das dich künftig immer begleitet und dich an dein Motto erinnert. Du selbst weißt am besten, was du brauchst, um gut mit dir und deinen Zielen unterwegs zu sein.

Denn deine Reise ist hier nicht zu Ende, sondern du befindest dich mittendrin. Mach also ganz gut weiter so! Schritt für Schritt. Und jeden Tag aufs Neue. Wenn dich etwas in deinem Leben stört oder du dir Veränderung wünschst, dann besinne dich auf deine Verantwortung für dich und dein einzigartiges Leben. Schaue darauf, was du brauchst, um ein zufriedenes und gesundes Leben zu führen. Und alles, was dich von deiner Zufriedenheit abhält, darf von dir angegangen und zum Hilfreichen hin verändert werden. Abb. 11.2 kann dir eine Unterstützung sein, um alle wichtigen Aspekte für deine neue Ausrichtung gut im Blick zu behalten. Notiere dir für jeden der 13 Punkte, welche Entwicklungsziele du angehen wirst. Ich wünsche dir viele wohltuende Momente und gute Erfahrungen mit dir selbst.

Zusammenfassung von hilfreichen Aspekten für meine neue Ausrichtung

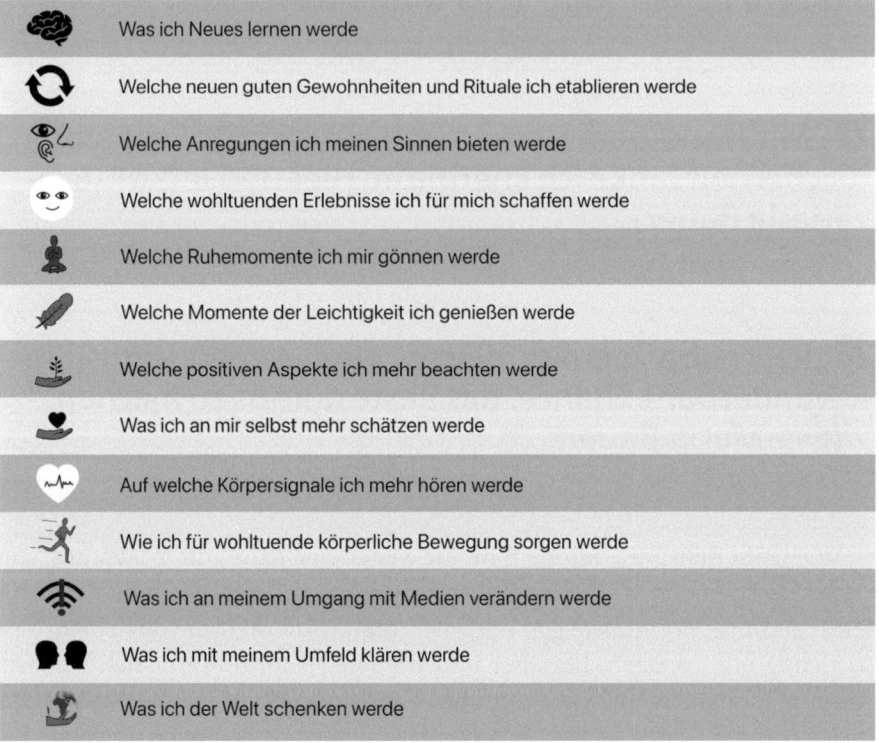

Abb. 11.2 Mein Ich-bin-gern-mit-mir-zusammen-Programm

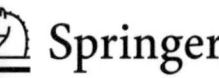 springer.com

Werden, wer ich bin

Cornelia Wrzus

Psychologisches Wissen zur Persönlichkeitsentwicklung

SACHBUCH MOREMEDIA

Springer

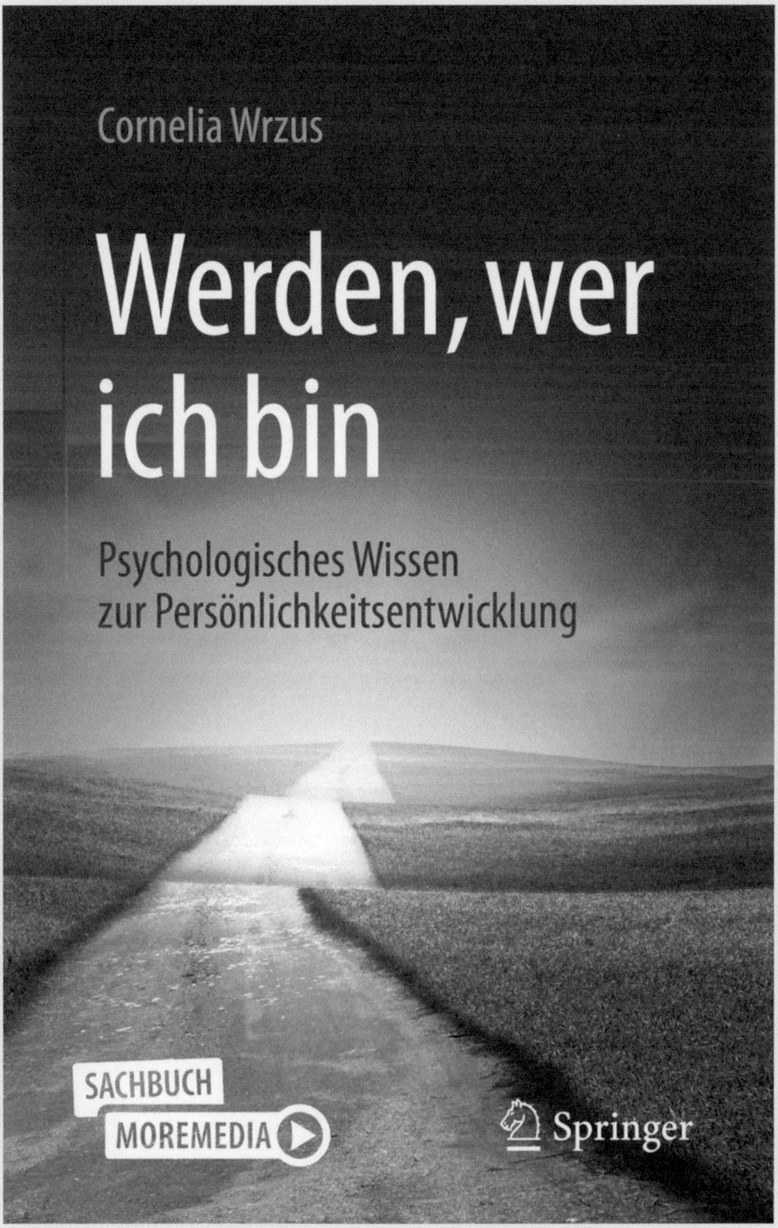

Jetzt bestellen:
link.springer.com/978-3-662-65182-7

MIX
Papier aus verantwortungsvollen Quellen
Paper from responsible sources
FSC® C105338

If you have any concerns about our products,
you can contact us on
ProductSafety@springernature.com

In case Publisher is established outside the EU,
the EU authorized representative is:
Springer Nature Customer Service Center GmbH
Europaplatz 3, 69115 Heidelberg, Germany

Printed by Libri Plureos GmbH
in Hamburg, Germany